大是文化

50歲後的快眠法則

夜尿、淺眠、難入睡……放鬆有竅門、大腦重開機，
累積睡眠壓，獲得好眠復原力

働く50代の快眠法則

曾輔導NTT DOCOMO等企業的睡眠
教練，幫助超過8萬人改善睡眠品質

角谷Ryo ◎著　李友君 ◎譯

CONTENTS

第3章 環境決定睡眠品質 53

推薦序
舒眠四步驟，有扎實的科學依據

思維連鎖睡眠醫學中心總院長／江秉穎醫師、教授

當今社會的睡眠問題已成為許多中老年人的困擾，尤其是五十歲後，身體開始老化，睡眠愈加不穩定。作者角谷Ryo是資深睡眠教練，憑藉多年經驗，輔導了一百二十家公司、幫助超過八萬人改善睡眠問題。作為該領域的專家，他根據自身經驗和研究，在書中針對五十歲世代的睡眠問題，提出了切實可行的解決方案，幫助飽受睡眠困擾的人們重獲良好的睡眠品質。

據作者的發現，步入五十歲左右，或是在四十歲後半起，更容易出現睡眠問題，例如失眠、淺眠，或是早晨疲勞。這樣的情形大大降低他們的工作效率，甚至影響了情緒。

然而，有人認為這只是正常的老化現象而置之不理；有人則將安眠藥當成解方，但這些做法都治標不治本。針對這些問題，作者提出了舒眠四步驟，從調整個人的睡眠環境到重啟身體和大腦，全面的改善睡眠。

我讀完本書後，驚喜的發現角谷提出的改善方式，跟國際睡眠科學與科技協會（International Sleep Science and Technology Association，簡稱ＩＳＳＴＡ）幾個委員針對個人睡眠衛生教育制定的準則不謀而合，其內容都有扎實的科學依據及研究支持。

例如第三章提到的「房間燈換暖光」，在臨床上則以紫外線作為光源的光照治療。調整睡眠時的溫度、溼度亦然，這些方式皆能有效提升睡眠品質。

結合實際經驗，角谷透過這些方法，幫助超過萬名五十歲以上的人改善睡眠。書中的方式及建議，涵蓋了身體、心理、環境等全方位調整，都是實際可行、適合在日常生活中實踐，具有很高的參考價值。不僅讓人能

ISSTA
官方網站

睡得更好，甚至提升整體的生活品質。

雖說本書主要針對五十歲族群，但我認為所有希望能提升睡眠品質的人，都可以參考書中的解決方案。

我非常推薦所有期望改善睡眠，特別是年齡在五十歲或以上的人士閱讀《五十歲後的快眠法則》。

前言
放鬆有竅門，八〇%的人都能改善

你最近有以下狀況嗎？

- 因夜尿（按：指尿意強烈到中斷原來的睡眠）醒過來。
- 起床時，還是很累。
- 很早就醒。
- 傍晚或飯後就昏昏欲睡。

如果你的生活方式和以往一樣，卻出現這種變化，就表示你的睡眠很可能惡化得相當厲害。

我是舒眠教練角谷Ryo。

我每天輔導幾十名到幾百名商務人士改善睡眠。至今已幫助約八萬人，其對象大都是企業中二十幾歲到五十幾歲，未獲得充足睡眠的睡眠失調者。

輔導企業改善睡眠前，要先研究員工的睡眠狀態。

在十年前，睡不穩、失眠者以四十幾歲的族群為主。然而，近年卻有了大幅改變，尤其在新冠疫情後，睡眠失調者以二十幾歲和五十幾歲最多。

前者大都屬於日夜節律睡眠障礙症（Circadian Rhythm Sleep Disorder，簡稱CRSD）中的睡眠相位後延型（Dlayed Sleep Phase Type），就是指晚上不易入睡和早上很難醒，雖然改善效果依嚴重程度而異，不過還算好解決。

而五十幾歲人的睡眠狀況比年輕人還難改善。這裡先簡單解釋，**該族群睡眠品質變糟的其中一個原因，在於老化、千篇一律的日常生活。**

話說回來，現代人出現睡眠失調，其實可說是稀鬆平常。舉個具體例子：人到了五十歲後，有六〇%——十人中有六人會半夜起床上廁所。而且，這個階段是人生中精神最不穩定的時期，這時的睡眠失調症狀，多為失眠、難以入眠、睡到一半醒來、清晨就醒來。

雖然有些人是因為淺眠，但我替五十幾歲的人做心理諮商時，對方多半回答：「我會在夜晚和早晨思索人生。」他們面臨中年危機，除了對人生絕望，同時意識到死亡。

我四十幾歲時多少會煩惱人生，也曾切身感受到死亡，但在五十幾歲之後，這種感受就不是之前能相比的。

當工作或家庭都有著落之後，許多人開始思考：「現在的人生是依照自己的想法描繪出來的嗎？」、「將來沒有問題嗎？」這種沒有答案的問題。

要是陷入這個迴圈，人的心靈會越來越脆弱，嚴重時甚至會對日常生活，例如睡眠，帶來不良影響。

另外，由於**身體老化**，**恢復能力跟著低落**，就算維持跟以前一樣的睡眠方式，到了早上依舊無法消除疲勞。內臟也一樣，一旦老化，就算注意飲食，體重或血液的數值也會變差，酒精會殘留到隔天。

除了剛才列舉問題外，還會出現各種關於身心失調的症狀。

而大多數人的因應方式只有兩種，一是把失眠視為天經地義，放棄改善，二是依靠安眠藥入睡。

請放心，本書告訴各位的方法，**已幫助約八〇％的五十歲世代快眠、舒眠**，其效果絕對值得信賴。

其實我在撰寫本書時，重新學習有關中年危機的事，最終成功克服復發的失眠和從以前就罹患的依賴症。並以這項訣竅為基礎，整理出各種實踐法。

為睡眠所苦的五十幾歲人士，不妨將本書當作改善睡眠的第三種選擇，抱著輕鬆的心情嘗試一下。

第一章

成功幫助 2 萬人好睡好醒

1 睡得差，容易對人產生敵意

拿起這本書的讀者，應該是五十幾歲或四十幾歲後半，覺得最近睡得比以前差的人。

其實這並非單純的錯覺，很可能是睡眠品質真的下降。

事實上，會測量自身睡眠狀況的人中，約有三分之二即便注意到自己睡不好，也不覺得這是睡眠品質變差。

換句話說，只要你覺得自己不如以往睡得舒適，就要設想「睡眠障礙已相當嚴重」。出現睡眠障礙的個案中，最淺顯易懂的狀況有兩種：

- 怎樣都沒有睡意。
- 就算睡覺，也無法消除疲勞。

睡眠惡化不只影響身心，還會引發難以察覺的變化——自己避開周遭的人或周圍人遠離自己。

一旦**睡眠失調，人會不知不覺認為其他人對自己抱有敵意**，導致與家人、部屬或上司的關係變差。若自己是領導人，則會因此大幅降低團隊的契合度或士氣。

這樣的心境變化會不知不覺發生，而且本人往往毫無所覺。至於周圍的人則會認為，睡不好的人既危險又麻煩，無法跟他們進行有意義的對話。

結果就是，睡眠失調者最終成為孤獨老人。

若你發現四十幾歲以前很有行動力、活力的風雲領導人，從五十幾歲後，別人突然不再接近他、聲望下降，原因就可能在於睡眠。

2 越活越年輕的超級老人

前面的內容像在煽動人們對五十歲後睡眠失調的不安，不過接下來會寫到五十幾歲充滿希望的優點。

最近，「**超級老人**」（Superager，由神經學家馬塞爾·梅蘇拉姆〔Marsel Mesulam〕創造的詞彙）一詞開始用在各種地方。簡單來說，就是指**大腦功能比實際年齡年輕二十歲至三十歲的高齡人士**。

你周圍是否有很多年長者，看起來遠比實際年齡年輕，而且工作起來手腳俐落，私人生活很充實？或許他就是超級老人。

以前超級老人極為罕見，普遍認為是遺傳或突變所致，然而，最近超級老人激增。事實上，我身邊很多人即使到了七十歲至八十幾歲，也精力十足的享受工作和玩樂。

學者專家正以先進國家為中心，研究要怎樣才能變成超級老人。從最新的研究可知，超級老人具備以下的習慣或特徵：

1. 做有點費力的運動。
2. 彈奏樂器。
3. 平常使用兩種以上的語言。
4. 冥想。
5. 以正面的觀點看待年老。
6. 積極與人建立關係。
7. 深層睡眠。

最後一項尤為重要。

人腦中存在一種名為β類澱粉蛋白的大腦代謝廢物質，一旦大量沉積，就會引發失智症。當人進入深層睡眠後，大腦才能清除該物質。這也是為什麼我說，深層睡眠是最重要的要素。

本書想要告訴各位讀者，任誰都無法停止老化，但只要花點工夫就能改善睡眠，開創光明的未來。

3 都這把年紀了，有機會改善嗎？

我是改善睡眠專家，也是改變習慣專家。

我之所以這麼說，是因為只要調整睡眠狀態，其他習慣會跟著改變。我主要輔導的對象，是既沒花錢改善，對睡眠問題的意識也沒那麼高的商務人士，這些人經過輔導後，超過九〇%會改變行為，八〇%能成功舒眠。

不過，有些人不管怎樣就是無法改掉原本的惡習。說得更白點，其實我接觸過的商務人士中，能改變和接受新習慣的人數，以五十歲世代最少。

難改舊習的原因五花八門，像是「認為自己無法改變」、「懶得展開新行動」、「雖然有睡眠問題，但只能接受事實」。追根究柢，會發現他們有錯誤迷思：「都這把年紀了，事到如今，做什麼也沒用。」

假如抱持這樣的想法，後半人生會非常辛苦。

一旦周圍人覺得某人放棄改掉不好的地方，就不想接近他。我也覺得跟這樣的人打交道很浪費時間，連一句話都不會跟他說。反之，即便到中年仍想變得更好，則會獲得他人讚賞。

想要睡好，必須先改變晨間或夜間的習慣，可是人在這個時段最不會努力，所以會比改掉白天的習慣還辛苦。

不過，其實**五十幾歲是學習能力達到巔峰的年齡層**，只要嘗試本書介紹的方法，就可望成功改掉原本的壞習慣。

4 提升睡眠壓，難眠變舒眠

相信各位看到這裡就能明白，能否在五十幾歲順利調整睡眠狀態，將會大幅改變以後的人生。

我會在之後的章節開始具體介紹實踐方法，這裡先簡單解釋。實踐方法可分為四步驟，但在開始嘗試前，假如你會半夜醒來上廁所，也就是有夜尿問題，必須先想辦法解決這一點。原因將在第二章詳細說明，若無法防止夜尿，就很難感覺到睡眠有所改善。

解決夜尿問題後，可以進行舒眠四步驟（見下頁圖）：

1. 打造最好的睡眠環境

五十歲族群的優勢在於這時的經濟比以前寬裕，容易改變睡眠環境。另

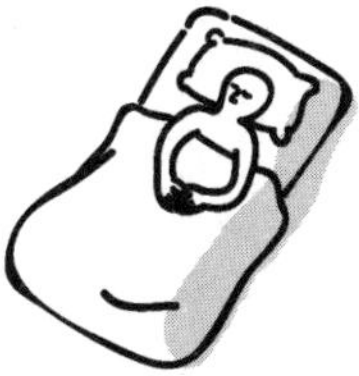

步驟1

打造最好的睡眠環境。

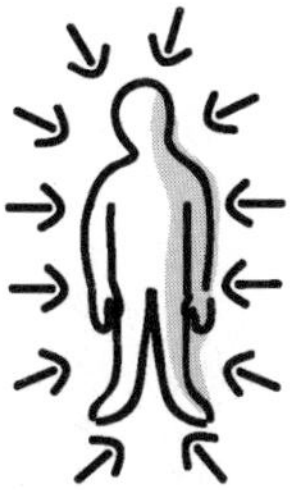

步驟2

提升睡眠壓。

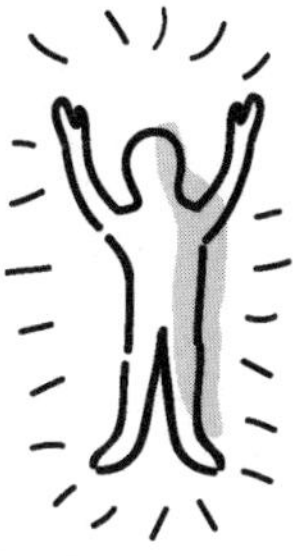

步驟3

就寢前，先鬆一鬆身體。

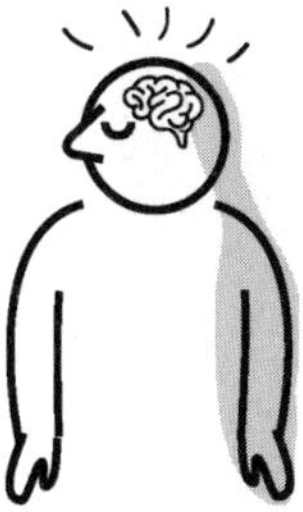

步驟4

睡前讓大腦停止躁動。

▲ 舒眠4步驟，讓人好睡又能睡好。

外，五十幾歲比四十幾歲容易受到環境的影響，所以很多人光是打造舒適的睡眠空間，就能舒眠。

2. 提升睡眠壓

五十幾歲睡眠失調最大的原因，在於「睡眠壓」低落。

相信有不少人第一次看到**睡眠壓**一詞。這是指**為了累積睡眠物質所需要的壓力**。當我們年紀邁入五字頭後，大腦和肉體都會衰退，不僅如此，睡眠壓還會下降。若能改善該狀況，就可獲得龐大的效果。

超過一半的人做了前兩個步驟，便可從「難眠」變成舒眠。只是，人進入五十歲後，會遇到很多麻煩，所以有些人無法單憑改善環境、提升睡眠壓，就好睡好醒。

3. 就寢前，先鬆一鬆身體

隨著年齡增長，人體柔軟度及恢復能力都會降低。說得更清楚一點，就是白天姿勢不良，讓身體緊繃、肌肉扭曲變形，且不會恢復原狀，許多人因此難以深睡。

由於沒能舒緩身軀，若就寢時稍微出力，等到早上起床，身體依舊僵硬、疲勞或痠痛。

其實很多人到四十幾歲後，因沒有特意消除這份緊繃，以至於睡覺時會忍不住用力。恐怕有不少五十歲人士，其身體仍維持這個習慣，所以請各位一定要試試這道步驟來舒緩變硬的肌肉。

4. 睡前讓大腦停止躁動

晚上幾乎沒有煩惱，不依賴酒精即可放鬆順利入眠的人，不需要做這個步驟。至於就寢前常煩惱、焦慮，或是晚上不停上網、打電動，使大腦無法輕易放鬆的人，則一定要試試這道步驟。

雖然市面上推出各式各樣有關讓大腦休息的書籍，不過恕我直言，雖然很多書內容出色，卻難以實踐。

而本書介紹的方法，經超過兩萬位五十幾歲人實證有效。

順帶一提，每個步驟都會分成簡易和正規兩個層級，並分別介紹效果排行前三名的實踐法。

專欄
真正可用的習慣術

在現代，不管在哪個領域，只要上網搜尋或看 YouTube 等影音平臺，任誰都可以獲得資訊或知識。然而，只有一小部分的人能將這些知識融入生活中。

若希望平時就能應用這些訊息，就需要養成習慣。可是，雖然很多人分享跟習慣有關的技術，但我認為真正可用的，只有極少一部分。

《打造理想人生的習慣大全》提到，光是號稱「養成習慣」的技能就超過六十種，我也試過四十種以上的習慣術。

近年來，養成習慣和改變行為領域的研究發達，科學上逐漸知道該怎麼提升成功率。

當然，遺傳、性格、年幼時的生活方式……都可能會影響結果，不過能否遇到「適合自己的習慣術」，遠比以上要素還能大幅提升成功率。

實際上，就算是不擅長培養習慣的人，只要找到並活用適合自己的方法，有八〇%以上的人都能成功建立習慣。

再重申一次，這裡的關鍵是找出「適合自己且成功率高的習慣術」。

一旦學會這個技巧來改善睡眠狀態後，也可以應用其他地方。倒不如說，因為很多人不重視睡眠，而且早上或晚上的意志力薄弱，卻想在執行能力變低的時間養成習慣，所以往往無法有所轉變。

接下來，我會在每一章的最後介紹幾個習慣術。在科學上或實踐的現場上，這些技巧的成功率非常高，就算是之前沒順利建立習慣的人，藉由這幾招也能成功：

- 鈴木一朗式習慣術。
- 史丹佛式習慣術。
- 活用App習慣術。

● 最低限度習慣術。
● 設定環境習慣術。

我非常建議合併施行這幾個方法。

不過，這裡有一個要點。

剛開始一定要照著內容做。請各位暫且拋下「總覺得美中不足」、「我這樣做比較好」的一己之見，成功幾次之後再改。這個要點至關重要，務必銘記於心。

第二章

防夜尿措施

1 半夜老爬起來上廁所

五十幾歲的人在改善睡眠時，一定會出現的困擾是因夜尿而醒來。

根據日本排尿功能學會的研究，其實進入五十歲後，有六〇％人半夜會上廁所一次以上，二〇％人上兩次以上（見下頁圖）。

所以，夜尿問題並非少數，甚至說得更白一點，可堪稱常態。

假如五十歲世代睡不好，從外在環境等來提升睡眠品質，卻不打算解決夜尿問題，那麼，即便做得再多，情況依舊不會改善。而且夜尿存在幾種風險：

● 慢性睡眠不足

夜間頻尿會導致難以入睡、中途醒來，所以人容易睡眠不足。還有報告指出，要是**男性夜尿三次以上、女性四次以上，生活會更容易出現障礙**。

夜間頻尿的頻率（男性）

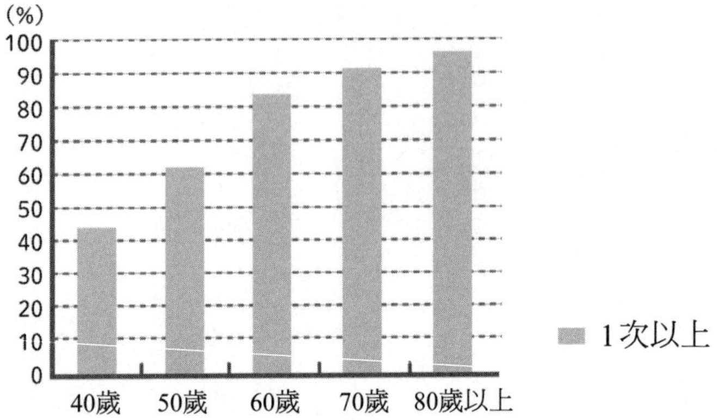

（本圖根據日本泌尿科學會原理事長本間之夫等人研究排尿相關的流行病學，所撰寫的《日本排尿功能學會誌》，2003;14:266-277. 製作而成。）

●提高死亡率

據研究顯示，**晚上起床尿尿的次數越多，死亡率就越高**。五年後，有沒有出現夜尿，其生存率差約兩倍。

●增加跌倒的風險

還有研究結果指出，夜間頻尿，使跌倒和骨折的風險增加到兩倍。

睡得迷糊時，半夜起來上廁所相當危險。

就算提高睡眠品質，但因沒有改善夜尿，所以即使測出來的睡眠分數上升，仍有很多人覺得自己睡不好，所以我們要先從防止夜尿來開始行動。

為什麼到了五十幾歲，夜尿次數就會增加？

前面談到，五十歲世代中有六〇％夜尿一次，二〇％夜尿兩次。究竟為什麼這些人會在半夜這麼頻繁上廁所？

原因有很多，但最主要的有三點：

- 抗利尿荷爾蒙分泌不足。
- 水分累積在下半身，那些水分會在半夜時成為尿液（按：隨著年齡增長，血液循環功能逐漸變差，導致水分容易從血管滲出，堆積在小腿，等到睡覺平躺時，水分便慢慢回到血流中，這時腎臟就會過濾並排出尿液）。

● 排尿功能低下。

日本排尿功能學會針對夜間頻尿，提出官方的改善方法：「夜間頻尿診療準則」。其中記載具有明確成效的措施，供想認真改善或症狀嚴重的人參考，相信會立刻出現效果。

但問題是，該學會提出的方法是針對狀況嚴重者，可是實際上「有點不便」、「沒有嚴重到需要改善」的人占

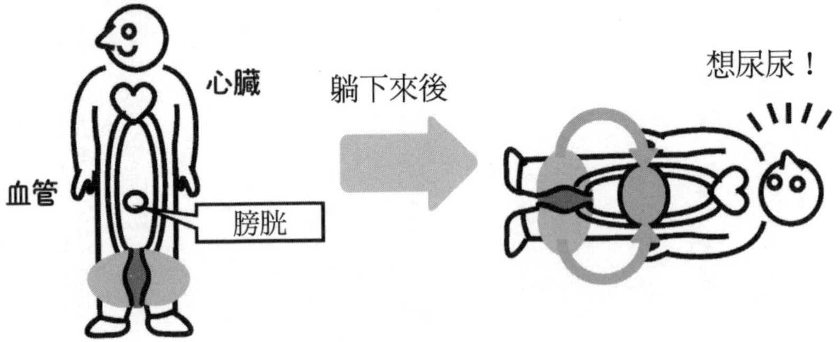

▲ 白天水分堆積在小腿，躺下後慢慢流回血液，腎臟進而排出尿液。

大半，所以很難讓人馬上採取實際行動。

在下一節，我會提出三個夜尿措施，幫助這類人遠離動不動半夜想上廁所的煩惱，只要選擇自己能做到的來嘗試即可。

2 三招改善夜尿

我至今輔導並改善超過兩萬名五十幾歲人士的夜尿問題。

許多人是公司員工，都沒看醫生解決這種狀況，認為沒那麼嚴重或嫌麻煩，而不願改善的人占了大半。接下來介紹的三個減少夜尿次數措施，即使是這樣的人也能輕鬆持之以恆：

- 就寢前調整水分。
- 如廁促進運動。
- 維持身體溫度。

3 躺床前，漱漱口，不喝水

首先是就寢前調整水分。

很多人認為，由於睡覺時流汗和呼吸會讓體內水分減少，所以會睡前喝一杯水。

雖然這個想法沒有錯，但若五十幾歲的人在晚上躺下來休息前喝水，很可能會半夜爬起來上廁所。另外，有人為了避免肌肉流失，而在睡前喝蛋白飲，但這也會讓人夜尿。

那麼，該怎麼辦才好？

其實，只要**改成睡前一小時喝水**、**睡前漱口**就好。至於飲用蛋白飲的人，若提前一小時喝，仍會夜尿的話，可以改成提前兩小時攝取，效果會很明顯。

除了喝水時機，還要避開讓人容易頻尿的飲料，其中具代表性的就是含有咖啡因或酒精的飲品。

尤其是咖啡因，有研究報告指出，年紀進入五字頭後，咖啡因會讓身體反應時間（按：指感知某事物到對其做出反應所花費的時間）延長到二十幾歲的兩倍，所以晚上盡量飲用無咖啡因的飲料。

雖然酒精不是本書的正規措施，但若碰到晚上非得喝酒的情況，我建議喝酒精濃度高的威士忌（按：酒精濃度低會抑制抗利尿荷爾蒙的分泌，結果就是增加尿量；酒精濃度高的酒，反而會刺激分泌抗利尿荷爾蒙，使尿量減少）。

至於啤酒、雞尾酒等其他酒精濃度低，且含有碳酸或糖質的飲品，只會讓人不斷的跑廁所。

4 如廁促進運動

接下來要介紹的方法，因為沒有適當的詞彙好用，所以我決定替它取個名字，叫「如廁促進運動」。

簡單來說，這套運動分成兩種，一種是能避免讓水分累積在小腿，另一種能提升排尿功能（按：排尿功能包括儲存尿液和排空尿液。前者最主要是仰賴膀胱有良好穩定性及適應性，後者則需要一個完全通暢的尿道，及膀胱逼尿肌有足夠力量的收縮，才能把尿液在一定的時間內儲存在膀胱裡面，並在一定的時候、一定的地方，把尿液排空）。

抬腿：下半身不腫

為了避免到了晚上下半身堆積水分，我們可以抬腿，只要抬高腳部就好。

假如有餘裕，也可以晃動雙腳（見下圖）。

光是這樣，原本堆在下肢的水分回流至全身，讓人不會半夜想尿尿。不過，要是就寢一小時前小便，反而會更想在夜裡起來上廁所，請各位留意。

深蹲：提升排尿功能

其次要介紹提升排尿功能的運動——深蹲（見下頁圖）。這個運動不但能用到全身肌肉，還可以防止荷爾蒙分泌低落（也就是說能減

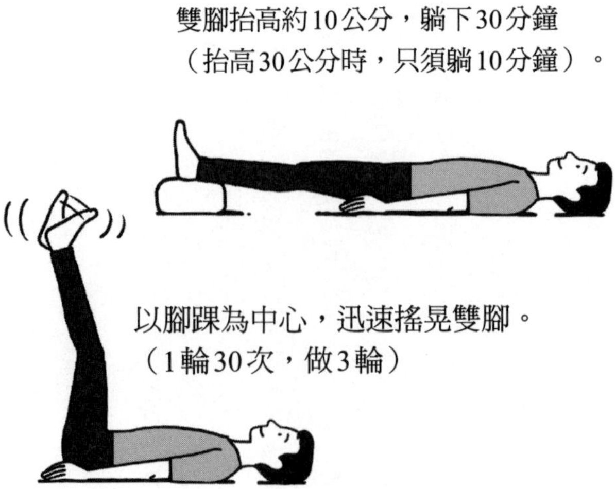
雙腳抬高約10公分，躺下30分鐘
（抬高30公分時，只須躺10分鐘）。
以腳踝為中心，迅速搖晃雙腳。
（1輪30次，做3輪）

少夜尿次數），可說是最強鍛鍊法。
假如只能做一種運動，一百個教練中有十個會選擇深蹲。

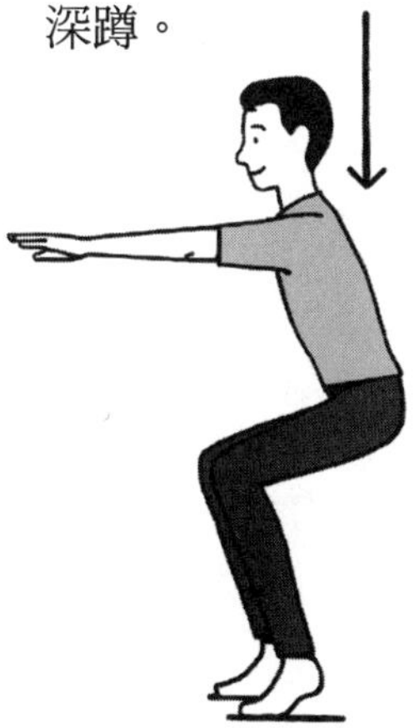

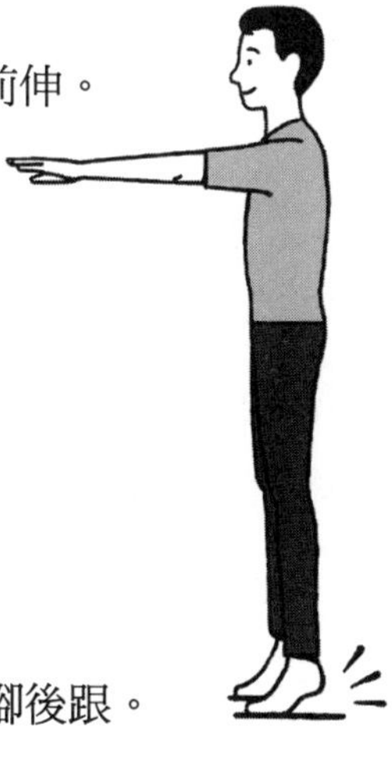

5 維持身體溫度

基本上，只要維持身體溫度或者是室溫，就能減少上廁所的次數（按：人體具有保暖機制，一旦覺得冷，身體便收縮皮膚血管，把較溫暖的血送回器官，例如大腦、心、肺和腎……由於流過腎臟的血液增加，所以造尿和排尿都會變多）。

讓身體暖起來，首推肚圍

提高體溫的方法中，我第一個要推薦的是肚圍。事實上，很多高階管理人員或頂尖運動員都會穿肚圍。

肚圍能溫暖內臟（按：使用肚圍時，會從身體的中心部位、內臟器官最多的地方開始促進血液循環，因此由內而外提高溫度）。許多五十幾歲的人藉由肚圍解決夜尿問題。不僅如此，我還聽到許多人表示，睡眠品質變好或起床的疲勞感有所減輕。

順帶一提，很多人因認為肚圍看起來很老氣，穿起來就像中年大叔一樣，所以不肯穿上。不過近年來，有越來越多款式和顏色可以選擇，要找到像《天才妙老爹》（按：已故日本漫畫家赤塚不二夫的經典搞笑作品，於一九六七年至一九七八年期間連載）那種很俗的肚圍，反而比較難。

我推薦讀者找棉製的。雖然價格比化學纖維製的類型高一點，但觸感佳，保暖性也很好。

比肚圍更簡單的提高體溫的方法，是保暖的兩件式睡衣。如果抗拒穿肚圍，不妨改穿兩件式睡衣。

提高室溫

日本產業醫科大學和北九州市立大學曾做一項研究，以一千三百人為調查對象，結果發現室溫提升攝氏二．五度之後，膀胱過動症（總是想尿尿的症狀）的罹病率竟然少了四〇%。

我對這個結果一點都不意外，因為冬天時，我經常聽到輔導對象表示，只要提高室溫再入睡，就很少半夜起來尿尿。

專欄
鈴木一朗式習慣術

真正可用的習慣術中，首先介紹鈴木一朗式習慣術。這是本書介紹的習慣術中成功率最低的。

既然如此，為什麼要第一個介紹？

雖然這個習慣術在二十歲至三十幾歲的成功率很低，但過了五十歲後成功率就會一口氣提升。前文曾提到，人在五十幾歲時學習能力達到高峰。而鈴木一朗式習慣術能讓各位充分活用這份學習能力。

有關頂尖職棒選手鈴木一朗的逸聞五花八門，其中一則是「鈴木一朗每天早上會吃咖哩」。

其實這個傳聞是事實，不過一開始，他並不是單純喜歡才每天吃咖哩，而是為了弄清楚新習慣是否適合自己。正因不知道養成新習慣後，會有什麼實際功效，有的話又是什麼功效，所以才要採取行動了解。

我認為，對於生活沒什麼變化（或者說僵化）的五十幾歲人士來說，這堪稱是理想的習慣術。

這個習慣術有三個步驟：

1. 選定一個想要養成的習慣。
2. 試作一星期判斷其成效。
3. 假如要持之以恆，判斷在哪個時段做多少才最適合。

這三步要反覆施行，不過我建議別在忙碌時施行。

順帶一提，我也很推薦「想探求適合自己的習慣」、「喜歡K書和學習」、「比起馬上看到成果，更希望踏實的改變習慣」這類人試看看鈴木一朗式習慣術。

我年輕時曾多次改變習慣或環境，想讓人生出現劇烈變化。但從四十幾歲起，我漸漸覺得確實培養真正有益的習慣比較重要。雖然要花點時間，不過這種做法，比較能感受到人生正向前邁進。

第 三 章

環境決定睡眠品質

1 打造最「適」睡環境

美國治療睡眠障礙權威威廉．C．德門特（William C. Dement），在史丹佛大學（Stanford University）創立世界第一間睡眠研究所「史丹佛大學睡眠與生理週期神經生物學實驗室」（Sleep and Circadian Neurobiology Laboratory）。

寢具廠商拜託德門特做實驗，比較一般床墊和高級床墊，哪個會提升睡眠品質，但他擅自加上另一個條件「混凝土地板」，然後開始研究。

結果發現，不管是一般床墊、高級床墊還是混凝土地板，竟都不會改變人的睡眠品質。

德門特接著提到，其原因在於實驗者是十幾歲至二十幾歲的年輕人，實際上年齡越大，不管床墊、床單還是睡衣，都會影響睡眠狀態。

這是因為身體的緩衝功能或肌膚油脂減少，使身體接觸到（床墊、睡衣等）的部分更容易受到影響。所以**我不太建議年輕人購買寢具和其他睡眠用品，但會積極建議五十歲世代這麼做**。

先改環境，而不是行為

到了五十歲，人（尤其是男性）會更討厭出現變化，想在一樣的狀態下，做相同的行為。可是，如果維持跟四十幾歲時的一樣睡覺環境和行動，恐怕無法獲得高品質睡眠。

人類是懂得適應環境的生物，在不同地方工作或居住，行為自然會有變化，但若身處相同的環境，就無法輕易改變。

優質的睡眠環境和追求優質睡眠的行動，缺一不可。這兩者中，前者較容易做到，因為只要買寢具、睡衣等即可。而且，當我們改善環境後，邁向「高品質睡眠行為」的門檻，會開始一口氣降低。

用低預算創造高品質睡眠

只要上網搜尋，會出現很多強調改善睡眠的寢具或工具。假如詢問經辦寢具的店員，想必對方會推薦超出需求的高價商品。

雖說人具有想花錢的傾向，但我認為與其把錢用在其他娛樂，或有害健康的東西上，不如花在睡眠上。

由於我每天輔導許多人，所以每個月會來幾件寢具或營養劑之類的委託案，希望我販賣和介紹相關產品。但我的作風是免費介紹真正優良或對輔導對象有效的東西，反過來說，就算給再多錢，我也不會推薦沒什麼效果的東西。

接下來，我只會分享經超過兩萬位五十歲世代認證、真正有效的方法。

2 房間燈換暖光

推薦給這樣的人：

- 客廳或房間電燈用白色系的光線。
- 家裡天花板照明設備沒有調整光線強弱的功能。
- 直到睡前，都使用天花板照明而非間接照明。

進入五十歲後，所有睡眠環境因素中，最容易感受到成效的是光線。跟一些國家相比，日本的夜晚相對明亮。舉個淺顯易懂的例子，有研究報告指出，日本車站或街燈的亮度比歐美國家亮四〇%以上；超商或超市店裡亮度的基準也比歐美高（這跟歐美人瞳孔的黑色素很少，不耐光線有關）。

另外，日本家中照明的基準光線太過強烈（最低五〇〇勒克斯〔Lux，光照度單位〕），會對睡眠帶來不良影響。要是**就寢前一小時曝露在五〇〇勒克斯的照明下，睡眠荷爾蒙——褪黑激素會減少將近四〇%**。

戶外光線的亮度強烈，所以更容易看出光對人的影響——人會因光線而醒來，並在光線減弱後入眠。

再者，日本與國外的白熾燈文化（從一九六〇年代起成為主流）不同，日本以日光燈文化（從一九七〇年代起成為主流）為基礎，所以現在主流的照明色是白色系（按：白熾燈，俗稱鎢絲燈，是一種透過通電，利用電阻把幼細絲線加熱至白熾，用來發光的燈。日光燈，又稱燈管、螢光燈，屬於氣體放電燈的一種。使用電力在氬或氖氣中激發水銀蒸氣，形成電漿並發出短波紫外線，紫外線被磷光體吸收後，磷光體會發出可見的光以照明）。

與白熾燈（暖色系）相比，日光燈（白色系）更能降低褪黑激素的分泌，所以花心思在照明上，就是邁向舒眠最有效的捷徑。

簡易方法

- 就寢前一小時，調暗天花板照明的亮度。
- 購買簡易的間接照明。
- 日光燈從白色系改成暖色系。

最容易、輕鬆能改善光線方法，就是在**睡前一小時，調暗天花板照明的亮度**。現代的照明設備大都能夠調整亮度，我建議以感覺「有點昏暗」作為判斷標準。

雖然剛開始會覺得暗，不過多數人不會在就寢前做複雜的工作，所以就算空間亮度偏暗，應不會有太大影響。若想閱讀，可活用檯燈。這種做法對眼睛和睡眠都好，又可以讓人專心，可說一石三鳥。

另外一種做法是，花點工夫，把白色系日光燈全換成暖色系。不過，這麼做，雖在傍晚後較能放鬆或提升睡眠品質，但白天工作的專注力可能會下降。

假如寢室僅用來休息，目前介紹的方法就很夠了，但若你還會在房間工作或K書，我則推薦正規方法。

正規方法

- 設置高功能天花板照明。
- 買高功能檯燈。
- 間接照明要選具有「搖曳模式」的類型，重現自然光線。

在這裡，我率先推薦的是高功能天花板照明。雖說是高功能照明，現在調光調色功能卻是標準配備。

以前要花幾萬日圓才買得起，而到了現在，就算是一流品牌，如性價比好的愛麗思歐雅瑪（IRIS OHYAMA）燈具價格落在約一萬日圓（按：該品牌在臺灣販售的燈具約新臺幣三千元至四千元），其他品牌則是三千日圓（按：約新臺幣七百元）起跳。

如果經濟允許，不妨選能隨著時間自動設定照明顏色或強弱的燈種。這種產品不但可以在早上當成日光鬧鐘使用（按：指燈光會模擬日出時漸亮，利用光照把人喚醒），不必操作，就能在白天發出專注模式的光線，傍晚以後逐漸變成暖色，自

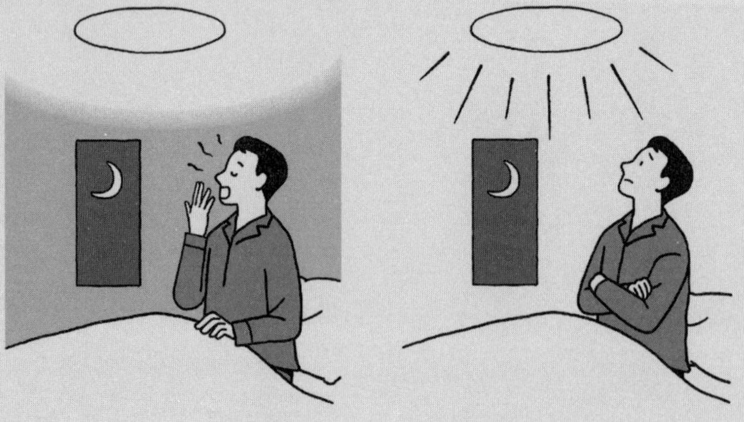

然感測和降低光量。

其次要推薦的是**高功能檯燈**。這是**對眼睛溫和且容易觀看**的燈種。雖然要先從天花板照明開始改善比較好，不過對需要K書或閱讀的人而言，換一臺好的檯燈，往往能改善睡眠。

最後是間接照明，我建議選擇具備搖曳模式的燈種。篝火或燭火晃動的樣子具有放鬆功效，但在寢室用火會有風險，這時可以使用仿照燭火閃爍的間接照明燈具，如BALMUDA或無印良品的ＬＥＤ燈等。

3 床墊厚度超過十公分

推薦給這樣的人：

- 現在用的床墊厚度低於十公分。
- 早上起床時，身體會疼痛。
- 同樣的床墊使用超過十年。

其實我不推薦花很多錢改善睡眠，而且有資料指出，人進入三十歲前，就算換床墊，改善效果也不明顯，所以我不建議這樣做。

不過，當年紀邁入五字頭後，身體或大腦在睡覺期間的恢復能力衰退，所以這時買稍微高價的商品，讓自己更好睡好醒，也足以回本。

其中具代表性的就是床墊。

不過，汰換床墊時需要小心。許多寢具廠商搭上「睡眠熱潮」，藉由待客手冊讓工作人員接受扎實的培訓，能說服對方購買幾十萬日圓的床墊。可是，**就算是知名人士或知名運動員都在用寢具，也完全不保證一定適合你**。

所以，我會在這一節告訴各位不超出預算的資訊。

簡易方法

- 瓦楞紙鋪在墊被下方。
- 簾子鋪在墊被的下方。
- 將薄床墊疊在現在用的床墊上。

其實，只要稍微加工床墊或墊被，不另外花錢，就能輕鬆改善睡眠。

有些人習慣直接在地板上鋪墊被睡覺，那麼，我會建議將瓦楞紙鋪在墊被下方。或許各位會感到意外，不過人上年紀後，冰冷的地板會讓人睡不好。另外，年輕時察覺不到抵在地板上的疼痛和感覺（貼地感），不過到了五十幾歲，則能清楚感受到這份不適。

五十歲後，睡好的關鍵之一是墊被要比以前的還柔軟、溫暖及厚實。其中，最不花錢的方法是利用瓦楞紙。光是鋪上瓦楞紙，就可以大幅提升緩衝度，防止來自地板的冰冷。

在意瓦楞紙不好看的人，可以改用簾子。由於墊被容易發霉，鋪上簾子也可以防霉。

至於用的床墊低於十公分者，可將便宜的薄床墊疊在下面，藉此增加整體厚度，這麼一來，休息時躺在上面的感受會變得截然不同。

正規方法

- 添購厚度超過十公分的高級床墊。
- 購買宜得利（NITORI）或其他性價比高的品牌的最頂級床墊。
- 選擇高級寢具製造商的廉價版床墊。

正規方法中，我會建議直接替換床墊。

可是，就如前文提到的，我們往往會被「三分之一的人生都在睡覺」、「從躺在床上的時間來看，這個價格很便宜」等店員的話術誘騙，不知不覺買了十萬日圓（按：約新臺幣兩萬三千元），甚至是幾十萬日圓的床墊。

我接下來所分享的床墊挑選要點，是就算沒花那麼多錢，也能確實感受到改善功效。

首先要掌握的是厚度。假如低於十公分，即便功能再多、再好，也無法解決五十歲人士的睡眠問題。反過來說，假如厚度高於十公分，除非品質相當劣質，基本上都可以感受到睡覺狀態有所改善。

剩下的問題終究是「睡起來的感覺」。雖說是個人偏好，不過許多人覺得越高級的款式，睡起來感覺越好，雖說這是事實，不過，床墊跟車輛類似，從某種程度起，就感覺不到價格跟功能的差異。

以不花太多錢就能成功挑選床墊的方法來說，不妨從宜得利或其他性價比好的品牌床墊來挑選。反過來說，也可以把高級品牌的廉價品列入考慮。

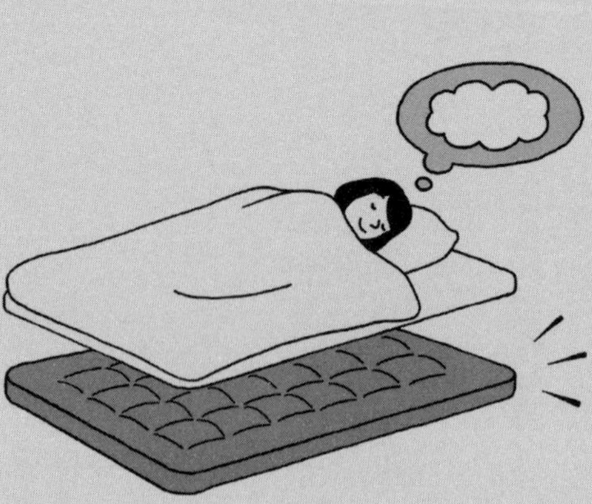

4 使用喚醒燈鬧鐘

推薦給這樣的人：

- 即使鑽進被褥，也會滑手機。
- 半夜醒來後就難以入睡。
- 早起會難受。

鬧鐘會直接影響睡眠的深淺和醒來舒適度。

絕大多數的人知道睡前滑手機不好，卻戒不掉。

以智慧型手機的抗藍光措施來說，越來越多人花心思調整成夜間模式或利用內建抗藍光功能。

雖說這多少有能改善睡眠，但智慧型手機之所以讓人睡不好，與其說是藍光，不如說是社群網站、新聞、電玩及其他內容會刺激大腦。

畢竟內容製作者希望「觀眾再多看一點」才創造這些東西，所以當人在夜晚滑手機，在原本該睡的時間自然會睡不著。

簡易方法

- 用手機設鬧鐘，放在枕邊以外的地方。
- 把手機鬧鐘放在離床很遠的位置。
- 購買秒針聲音安靜的鬧鐘。

我會建議將**智慧型手機當作鬧鐘**來用，但不要放在枕邊充電，**就算充電也**

要放在離枕邊超過五十公分的地方。

雖然這麼做不代表能降低睡前使用智慧型手機的頻率，不過可以降低電磁波對人體的影響。

雖說有些實驗報告顯示，智慧型手機的電磁波對人沒有影響，但在世界衛生組織（World Health Organization，簡稱ＷＨＯ）旗下的組織國際癌症研究機構（International Agency for Research on Cancer，簡稱ＩＡＲＣ）的致癌性評估

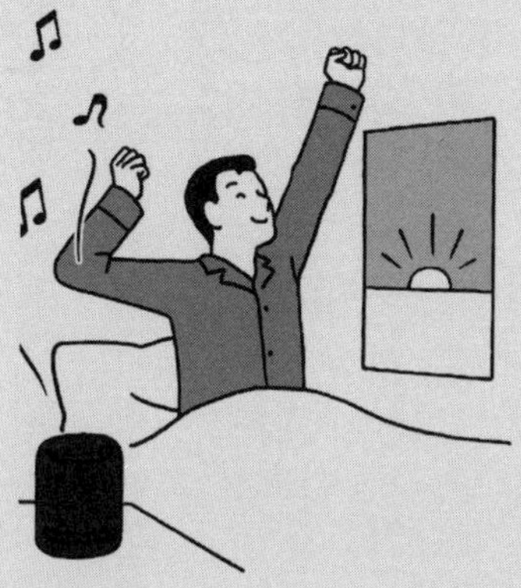

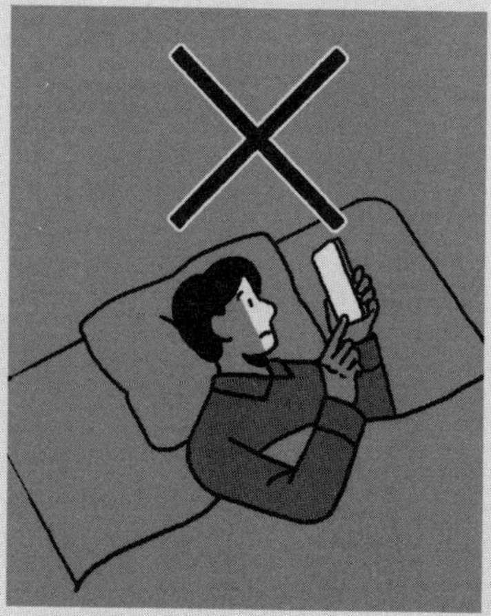

中，則把手機電磁波歸類在2B類「可能致癌物」（與車輛廢氣同類）。

另外，雖然要花點錢，但我也推薦約一千日圓（約新臺幣兩百三十元）、秒針聲音小的鬧鐘。

大多數人年輕時，不會在意鬧鐘秒針的聲音，但到了五十歲後，不少人相當在意其聲音，而影響睡眠長度，甚至還有個案是要很久才能入睡。

正規方法

- 使用喚醒燈鬧鐘。
- 設置窗簾自動開關器。
- 購買支援Alexa語音助理Echo Studio。

現在要介紹的方法中，我想先推薦喚醒燈鬧鐘。與其說這能提升睡眠品質，不如說是改掉喚醒方式。

人原本就能隨著陽光醒來，所以當喚醒燈鬧鐘的光線逐漸變強的同時，人會自然起床，這可說是理想的喚醒方式。喚醒燈鬧鐘在一整年同樣的時間裡，無論什麼樣的天候都可以重現，簡直就是神級工具。

接下來要推薦的是，價格稍高的窗簾自動開關器。

本身具備自動開關功能的窗簾產品非常昂貴，但若是選購可加裝在窗簾上的型號，只要不到一萬日圓就能買得到。

最後一個方法——適合經濟寬裕的人——使用「支援Alexa語音助理的Echo Studio」。這是亞馬遜（Amazon）史上音質最好的揚聲器，能以喜歡的音樂叫醒自己。

雖然我沒實際聽過聲音，但我從使用者那裡聽到非常高的評價。其音質讓人想不到是智慧型揚聲器，很適合想聽音樂起床的人。

5 你也是枕頭難民？

推薦給這樣的人：

- 不洗枕頭套。
- 早起時，脖子或肩膀疼痛。
- 睡覺時打鼾。

睡眠領域中有個詞叫「枕頭難民」。

不少人試過和買過各種枕頭，卻依然找不到適合自己的。跟床墊或兩件式睡衣，只要觸摸或試躺，就可找到還算適合自己的產品不同，就算在店家裡試用後，覺得某款枕頭還不錯，但過了幾天之後，就覺得它不合適自己，甚至頸部的狀況比以前還要差。

其理由五花八門，像是與床墊的契合度，或仰臥時覺得很好，但側躺就感覺不對勁，不能一概而論。

此外，枕頭比被褥住了更多塵蟎。因為睡覺時頭部冒出來的頭皮屑，會變成牠們的養分（按：對有過敏體質的人而言，塵蟎會引起一系列過敏症狀）。

枕頭對舒眠非常重要，卻容易被忽略。就算知道枕頭也是睡好的因素之一，也很難馬上找到適合的。

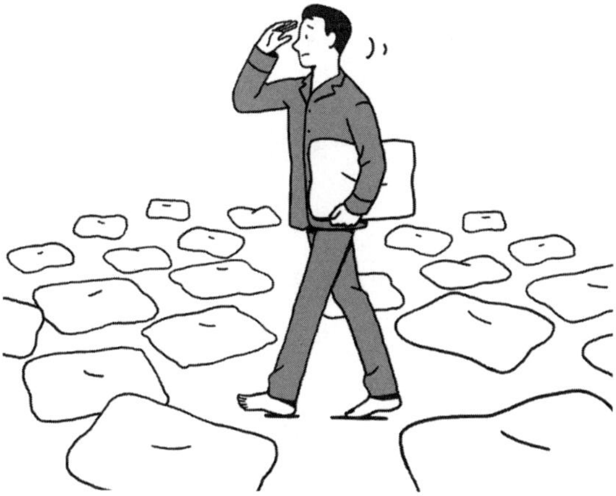

簡易方法

- 清洗枕頭套。
- 購買附贈枕頭的雜誌書（按：跟日本不同，臺灣雜誌較少送贈品，若想嘗試該方法，可到有販售日文雜誌的店家尋找）。
- 購買品質優良的枕頭套。

就如前面所言，枕頭或枕頭套會讓很多塵蟎茁壯成長，以頭皮屑為食料。所以我們要先清洗這些東西。

我建議洗完後，**盡量不要晒乾，而是使用烘乾機**。光是這樣就可以除掉絕大多數的塵蟎。

其次我推薦的是花點錢，購買附贈枕頭的雜誌書。

雖然價格便宜，卻有很多人表示「頸部痠痛感減少了」、「是目前的枕頭當中最好用的」，評價意外的好。

最後是枕頭套的品質。枕頭套常會接觸到頭部或臉部，優良的材質會大幅影響睡眠滿意度。選擇標準是「肌膚接觸到時，是否感到舒適」。順帶一提，絲質的枕頭套對人類肌膚最溫和，水分含量也接近人體，所以很受歡迎。

正規方法

- 訂做枕頭。
- 使用高功能枕。
- 購買宜得利的枕頭。

我想先推薦各位試著訂做自用的枕頭。幾年前訂做枕頭需要花兩萬至三萬日圓，而現在只要不到一萬日圓就能訂做。

幾乎所有能訂製枕頭的店家都有枕頭專家，他們會使用專用測量儀器，幫忙把枕頭調整成適合你的高度。此外，各種枕套材質準備齊全，供人試睡比較再挑選。有些店家在一定期間內（甚至長年），提供免費幫忙重新調整或維護保養等服務。

這是因為枕頭被定位在高級寢具店的「入門商品」，店家先讓顧客以便宜價試用，藉此提升信賴度，讓對方懷有親近感。

最後要說宜得利的枕頭。在這裡可以買到如同飯店般高質感的枕頭，雖然其高度較高，不太適合女性，但對於高度適合的人而言，這是最好的選擇。

從CP值來看，宜得利可說是一支獨秀。

6 利用智慧型手錶測量各種數值

推薦給這樣的人：

- 想了解自身睡眠狀況。
- 想透過數字來改善睡眠。
- 喜歡用最新或當紅工具。

近年來，智慧型手錶的進步速度非常驚人，包含了各式各樣的功能，其中一種是，能有效改善睡眠環境。

Apple Watch就是簡單易懂的例子。它能測量健康狀態，還能下載好用的App，綜上所述，這項產品足以成為改善睡眠最有效的輔助工具。

在以前，若想了解自己的睡眠狀態，就必須在醫院花錢調查才會得知。不過到了現在，只要擁有智慧型手錶，就能精準測量各種數值。

而且，各廠商不斷推出不同機種，例如提升電池功能，可以兩週不充電，或超級輕量型等。只要找到適合自己的款式，就能從旁幫助人們改善睡眠。

簡易方法

- 購買低於一萬日圓的智慧型手錶。
- 購買二手智慧型手錶。

雖然我建議買低於一萬日圓的智慧型手錶，但最好避開五千日圓以下的商品，因為幾乎沒有一個可以正確測量睡眠。

相反的，假如是超過五千日圓的智慧型手錶，其精確度與高級機種幾乎相同。要是覺得不適合自己，只要馬上拿去二手網站販售，就可以回收成本，損失不會那麼大。

反過來說，也可以考慮買二手的。這時可以找高級品牌的舊型機種，由於價格降低，且功能通常不會差那麼多，覺得高級品牌舊型機種也不錯的人，很適合這個方法。

正規方法

- 購買Oura Ring（按：用於追蹤睡眠和身體活動的智慧戒指，為芬蘭健康科技公司Oura Health的產品）。
- 購買高級品牌的最新機種。

● 購買多功能智慧型手錶。

Oura Ring能和智慧型手機聯動，幫忙記錄每天健康管理或運動量。雖然是戒指型，測量精確度卻與最高功能的智慧型手錶相同，甚至更好。

假如在日本電商網站購買，約要五萬日圓（約新臺幣一萬一千元）。

有些人為了省錢而選擇買二手，但我絕對不建議各位找二手的Oura Ring。原因是電池的壽命短，劣化快。雖然有個別差異，但過兩年左右，電池品質就會下降。

接下來，我要推薦Garmin等高級品牌的智慧型手錶。其最新機種，除了能精準測量睡眠

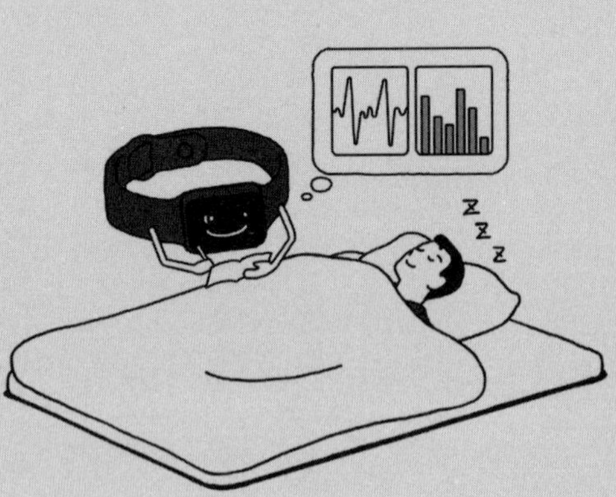

深度、時間，也可以準確測量氧飽和度，幫助人們提升整體健康意識。

若其他品牌的智慧型手錶，具有測量身體能量指數（body battery）、血壓及其他特殊功能，也值得納入參考。

順帶一提，Garmin手錶上顯示的身體能量指數，可隨時測量白天壓力、疲勞或休息狀態（一百分為滿分）。

7 總被外界聲音干擾

推薦給這樣的人：

- 早上聽到摩托車的聲音就會醒來。
- 晚上睡覺時，忍不住注意外面聲音。
- 在意同睡的人打鼾或磨牙聲。

在五十歲前，大多數人都不會在意睡覺或起床時的外界聲音，然而過了五十歲，某些人睡眠變淺，所以開始在意聲響。實際上，不管是什麼年紀，只要有聲音，都會降低睡眠品質，或許更正確的說法是，「人到了五十幾歲，才有所察覺」。

我在前文提到，要選擇秒針聲音安靜的時鐘，就是因為周邊越安靜，睡眠品質越好。

當然，要是太過堅持休息時要保持寧靜，反而會更在意聲音，而且都市外面有噪音，鄉下則有蟲鳴，不存在完全無聲的環境。也就是說，適度無視聲音比什麼都重要。

另一半的打鼾或磨牙聲也一樣，要是當事人不想治療（畢竟實際療程也很麻煩），這個狀況便無解。所以，不妨從自己能做到的部分著手，多半可以大幅改善聲音環境。

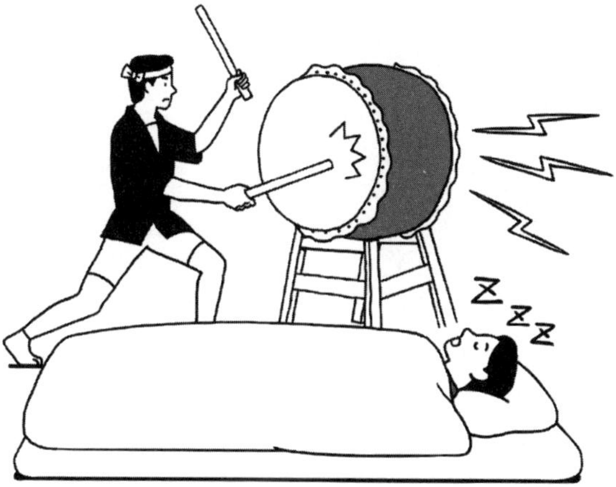

簡易方法

- 關上百葉窗（防雨窗）。
- 戴耳塞。
- 購買吸音屏風。

首先以最簡單的方法來說，我會建議關上百葉窗（防雨窗）。

現代幾乎所有家庭都會裝設這個東西，所以不花錢就能做，一般的百葉窗就可以將外面的聲音降低約二十分貝，許多人光是多做這個動作，早上就不被摩托車吵醒。

耳塞能隔絕大多數的聲音，而且入手方便，即使在百圓商店裡，也會販賣符合耳朵形狀，柔軟且隔音性高的耳塞。

雖說耳塞有這麼多好處，事實上，它有一個致命缺點——讓人聽不見鬧鐘。所以，除了沒有鬧鐘也起得來的人，或是靠陽光、喚醒燈鬧鐘就能起床的人以外，我不建議用這個方法。

最後是吸音屏風。這項產品能有效阻擋磨牙聲。小型款只要兩千日圓至三千日圓就可以買到。也能用百圓商店取得的材料自製，或者**豎起瓦楞紙也有消音效果**。

正規方法

- 購買隔音商品（隔音窗簾、隔音墊）。
- 要打鼾的人側臥。
- 分房睡。

在以前，若希望簾子或地墊具備隔音功能，得特地委託營造廠，但到了現在，人們可以輕易取得高功能隔音窗簾或隔音墊。

雖說要把這些東西更換成有隔音效果的款式，需要花費相應的金錢和工夫，但幾乎所有決定這麼做的人都會說：「要是早點做就好了。」

若是為伴侶打鼾而感到困擾的人，可以試著拜託對方側睡，因為幾乎所有人都是在仰臥時打鼾，因此，只要幫對方買側臥枕，讓他睡覺時盡量側臥，就能大幅降低他打鼾的音量和減少打呼時間。

最後的方法是分房睡。雖然安心感會減少，但基本上自己睡比較不會受到他人的影響，能舒服入眠。

假設沒有多的房間，可將棉被櫃或衣櫥打造成睡眠空間。這個方法沒有那麼難，甚至試著做過的人都驚訝的表示：「這是最棒的舒適睡眠環境！」

8 換兩件式睡衣

推薦給這樣的人：

- 喜歡穿運動服睡覺。
- 套一件汗衫或連帽上衣，就上床休息。
- 裸體或只穿內褲睡覺。

在日本，有份調查顯示，穿兩件式睡衣以外服裝睡覺的人，比穿兩件式睡衣還要多。我實際詢問參加講座的聽眾，穿兩件式睡衣的人占約四〇％。穿汗衫睡覺的人也不少，他們甚至說：「這和兩件式睡衣一樣吧。」

假如從「單純睡覺」的角度來看，或許沒什麼差別，但若從舒眠的視角來看，汗衫和兩件式睡衣存在很大的不同。

兩件式睡衣能讓人在睡覺時，放鬆身體、適度流汗不悶熱，以及其他對舒眠來說重要的狀態。

比如手腕和腳踝的部分，兩件式睡衣是十分寬鬆，而汗衫較貼身體。雖然只有這麼點不同，交感神經的放鬆程度卻有差異。就連用睡眠裝置測量後，睡覺時的心跳數或睡眠分數，都會出現分歧。

尤其是五十幾歲的人換了兩件式睡衣後，明顯比年輕人更能放鬆身體。

簡易方法

- 不要穿好幾件衣服。
- 睡覺時不要穿汗衫，改穿兩件式睡衣。

● 習慣裸上半身休息的人，可穿棉製或其他自然材質的襯衣。

上床休息時，不要因為怕冷就穿好幾件衣服，因為穿多就難翻身，也會讓血液循環變差，難以消除疲勞。不如從被子來調整冷暖。順帶一提，有些人睡覺時會穿連帽上衣，但這樣會導致脖子角度不對，進而引起身體不適，導致睡眠品質下降。

其實，只要花一千多日圓，就可以取得使用天然材質的兩件式睡衣。以前不習慣換睡衣的人穿了之後，一開始或許會覺得很彆扭，但絕大多數人只要一星期就會習慣，且覺得兩件式睡衣比較舒服。

而喜歡裸睡的人，我建議穿棉質或其他自然材質的襯衣睡覺。比起被褥、床單直接摩擦肌膚，多一層衣物保護，較能讓身體放鬆。過一星期後，若仍無法忍受穿衣服睡覺，就繼續維持裸睡也沒關係，請各位輕鬆嘗試。

正規方法

- 購買適合自己的天然材質兩件式睡衣。
- 購買今治毛巾的兩件式睡衣（按：今治是日本毛巾最大產地，也是製造毛巾的最佳環境，毛巾工業公會以今治地區美麗大自然為概念，作為今治毛巾的標章，此標章須通過工會試驗並符合標準才能取得，可說是讓消費者安心、安全使用的認證。除了毛巾，現在也有推出其他產品，如睡衣等）。
- 購買其他款睡衣。

我建議兩件式睡衣最好選有機棉製的。因為人年紀變大後，皮膚的油脂減少而變得脆弱，而天然材質比化學材質，還要讓人舒適。

此外，我也推薦今治毛巾推出的兩件式睡衣。這是我在舉辦講座時，聽到參加者之間評價最好的產品，尤其是五十幾歲的人極為支持。

當然，讀者也可以買非天然材質，也不是今治毛巾產的其他款睡衣。只是許多人對其他款的評價很兩極。

附帶一提，我買了某牌相當昂貴的睡衣並穿兩星期，但不論睡眠分數、就寢時的心跳等都會惡化，但我也聽過有些人獲得正向改變，像是「早晨的疲勞感減輕」、「睡眠分數提升」等。

我發現，許多肌肉發達的男性（如運動員）會有這樣的感覺。其他款睡衣就算便宜也要一萬日圓，貴的要三萬日圓以上，手頭寬裕且肌肉發達的人，或許可以試看看其他款睡衣。

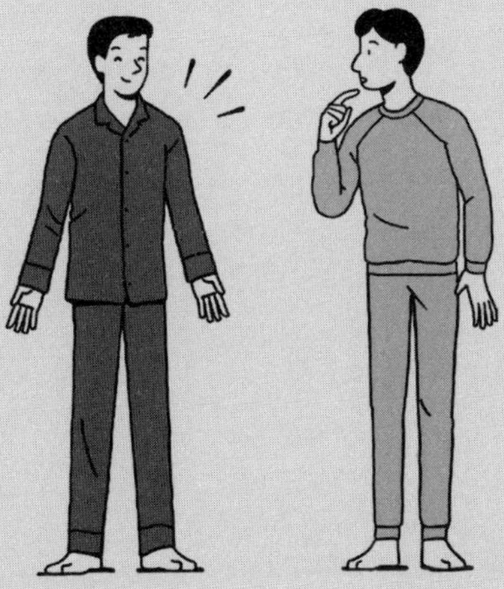

9 最適溫度和溼度

推薦給這樣的人：

- 睡覺沒吹冷氣。
- 睡覺時身體發癢。
- 起床時，喉嚨痛。

溫度或溼度是影響睡眠好壞的重要因素，但容易被忽略。就寢時，溫度太高或太低，會讓人無法深睡。雖然大家都明白這一點，所以在準備睡覺時，開冷氣或暖氣調整房間溫度的人占了大半。可是，懂得有效使用冷氣或暖氣的人卻極為罕見。

想獲得高品質睡眠，不只入睡，連起床都得巧妙運用冷氣或暖氣。

其次是溼度，絕大多數人不曾在意，也沒有對策。結果就是，到了五十幾歲，肌膚變得乾燥或敏感。身體一旦變乾，就會發癢，讓人難以入睡或容易在半夜醒來。

有些人習慣用嘴巴呼吸，所以早上多半會因乾燥而喉嚨痛，不過從溼度下工夫後，就可以減輕發癢或喉嚨痛症狀，為此所苦的人一定要處理這個問題。

簡易方法

- 購買溼度計。
- 將溼毛巾放在房間陰乾。
- 活用冷氣。

絕大多數人不太在意溼度，溼度計卻是必需品。最適合的溼度多少因季節而異，不過大約是五〇％。

為了掌握房間溼度，讀者可以到百圓商店購買到溼度計。這類產品精確度不差，足以實際用在溼度管理上。不過百圓商店的溼度計有個缺點，是屬於類比式（按：指在時域上數學形式為連續函式的訊號，可以取得連續值），只有稍微大一點的款式（雖然偶有數位式產品，精確度卻非常糟）。

我最推薦的是一千日圓內就能買到的小型數位溼度計。

「將溼毛巾放在房間陰乾」，是不花錢就能提高溼度的方法。假如房間狹窄，可以放兩條毛巾。以不使用加溼器來說，最好的方法就是利用溼毛巾。

另外，能輕鬆調整溫度的基本方法，是活用冷氣。很多人以為常用冷氣身體就會不好，但其實在夏季熱帶夜（按：指夜晚最低氣溫為攝氏二十五度），使用冷氣的人確實能睡得較久。

正規方法

- 使用不只一種被子。
- 活用冷氣的功能。
- 購買加溼器。

家裡最好備著不同保溫效果的被子，並根據氣溫高低（特別是在春天或秋天，因季節變換，每天氣溫或早晚溫度變化大），選擇要用哪種，如此一來，無論在什麼季節、什麼時段，都可以在最佳溫度下就寢。

其次是活用冷氣的定時器。

假如在夏天，晚上睡覺時，先將溫度調低，然後開啟舒眠功能（按：溫度自動提高攝氏一至二度），早上溫度較高，就可以輕鬆起床。冬天也一樣，早上溫度調高，讓人更容易起床，而且是舒適的睡醒。

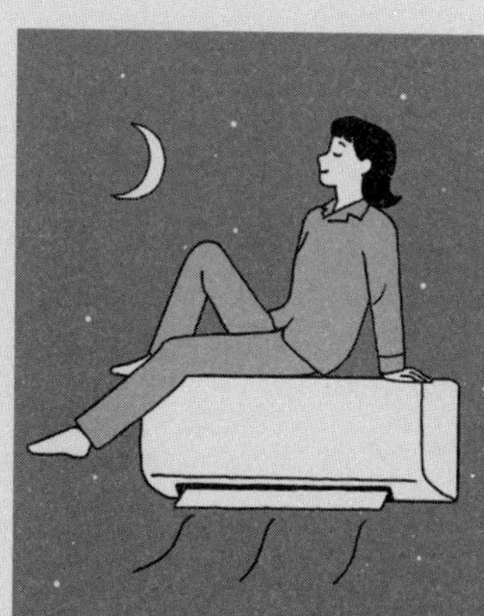

最後是使用加溼器。加溼器種類五花八門，各有特色，不過對睡眠而言，最重要的要素是聲音。假如加溼器的聲音超過三十分貝，就會降低睡眠品質，請查詢和購買靜音型產品。

10 問題出在交感神經

推薦給這樣的人：

- 寢室東西多。
- 不常打掃寢室和清潔寢具。
- 不管做什麼事，喜歡窩在床上或被褥中。

到了五十幾歲，就會極端分化成寢室東西多和東西少的人。

假如總是捨不得丟棄物品，或是習慣將寢室當成倉庫的代替品，寢室就會離能放鬆、容易入睡的環境越來越遠。

相信也有人認為「寢室東西數量和睡眠關係不大」，也有一些人表示東西多會比較安心。

不過，一般來說，若待的空間裡有很多東西，**交感神經容易受到刺激，導致副交感神經很難發揮作用（讓人放鬆），結果就是很難睡好。**

不使用藥物就能改善睡眠的方法中，號稱效果最好的療法，是「刺激限制法」。簡單來說，就是將就寢前的刺激壓低到極限，舉個例子，睡前限制自己不碰手機或不喝酒，很難辦到，不過若把寢室設定成就是用來睡覺的地方，只要待在這個空間，就不做睡覺以外的事，比較容易做到。

覺得就寢前無法放鬆的人，我非常推薦這種改善方法。

簡易方法

- 用吸塵器打掃寢室。

- 清洗床單和其他寢具。
- 減少寢室的東西。

不少人會每天用吸塵器掃客廳或工作空間，卻因覺得自己待在寢室時間不長，所以沒必要天天打掃房間。

但實際上，人隨時會掉頭髮，睡覺時身體會流汗，從肌膚排出老舊廢物，而且塵蟎會躲在被子裡，甚至留下糞便。雖說這些對身體沒有不良影響，不必過於神經質，只是為了獲得舒眠，還是要先用吸塵器打掃寢室。

其次，要稍微花點工夫的是清洗

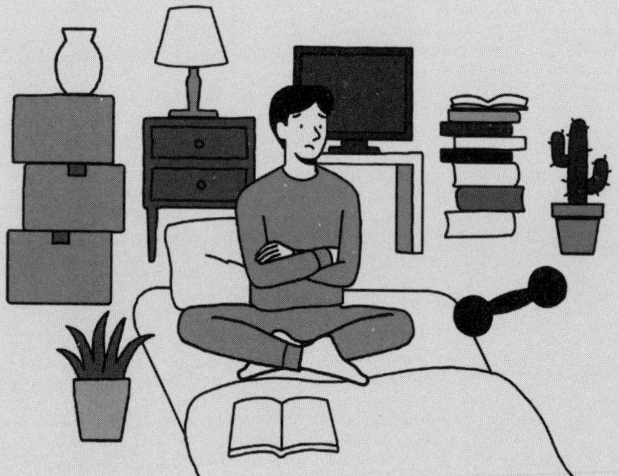

床單和寢具。理想來說是每星期洗一次，假如很難做到，就隔週洗一次。

許多人都跟我說過，**自從洗床單後，就能睡好**，甚至開始期待睡覺。假如能夠用烘乾機烘乾就更理想了。

最後是減少寢室的東西。不過我碰過某個案，因一下子丟掉太多物品，反而平靜不下來，所以最好是花幾個星期，慢慢減少房間裡的物品數量。

正規方法

- 用吸塵器清潔被子或床單。
- 使用家事代勞服務打掃寢室。
- 諮詢整理顧問。

正規方法中，我首推用吸塵器清潔被子或床單。

其次推薦的是家事代勞服務。越來越多人使用這種服務，而且大多數人都樂意回頭再用。不過，使用這類服務一次要花五千日圓到一萬日圓左右，開銷較大。

最後一個做法是諮詢整理顧問。

整理顧問能提供減少東西或收納的方法，而不是打掃。如果不曉得哪些東西該丟或不丟，或沒人在背後推一把就無法清掉物品的人，很適合這種做法。

順帶一提，與顧問對話，能幫助我們在整理的同時，也注意到自己的價值觀、意識到自身想法，建議各位試一次看看。

專欄
史丹佛式習慣術

世界上最愛研究養成習慣或改變行為的機構，是史丹佛大學行為設計實驗室，他們曾發表過大量的研究報告。

行為設計實驗室花了二十年研究「人類行為的機制」，其主任福格（B. J. Fogg）斷言：「無法養成習慣，並不是因為意志薄弱。」

從研究結果可知，行為能用以下的式子來表示：

行為＝動機×能力×提示。

總而言之，湊齊「想做出該行為的心情（動機）、將動機付諸行動的能力，及引發該行為的行動提示」後，任誰都可以養成習慣。

這裡的關鍵在於以下兩點：

1. 要盡量降低行為的門檻。
2. 行動提示是「現在已經養成的習慣」之後的事。說得更清楚一點，是指利用已經在做的行為A，來提醒自己做想培養的行為B。

這是科學上成功率最高的方法，具體步驟如下：

1. 找出真正想做的習慣。
2. 習慣的難度要力所能及（小習慣）。
3. 製造提示。
4. 慶祝。

若A則B（「if A～then B」）的原則非常好用。

只要不斷實踐這幾個步驟，便可成功養成習慣。這個方法不但可以活用在好習慣上，也可以應用於改善打電動、依賴行為或其他壞習慣上。

第四章

提高睡眠壓

1 什麼是睡眠壓？

五十幾歲之後，臥房跟寢具對睡眠影響，比二十幾歲至三十幾歲時還要大，所以本書從改變睡眠環境開始介紹。

改變睡眠環境，這件事本身對提升睡眠品質具有重要的意義，以更進一步的成效來說，將新刺激納入日常生活中，對睡眠也有不錯的效果。

大多數人在改變睡眠環境之後，都覺得睡得比之前好。

進了五十歲後，單憑調整環境就能睡好的人，約占二〇%至三〇%。雖然許多人睡得比以前舒適，但其中約七〇%至八〇%的人仍表示：

「雖然能睡得較久一點，卻還是比年輕時早一小時醒來。」

「半夜醒來的次數減少了，卻還是會醒一、兩次。」

「雖然沒像以前那麼嚴重，現在仍沒有酣睡。」

假如是四十幾歲，單憑改善睡眠環境就能舒眠的人超過半數，為什麼會有這樣的差異？

答案在於，人進入五字頭後「睡眠壓」低落。

或許有人是第一次聽到睡眠壓一詞。這不是我發明的詞彙，而是睡眠學的學術名詞。其原本的意思，是「長時間醒著或活動，會累積睡眠物質」。換句話說，醒來活動的時間越長，就越容易進入深層睡眠。

我迄今成功輔導許多五十幾歲的人，從睡眠失調到舒眠，所以我敢斷言想好睡好醒，最有效果且極重要的是提升睡眠壓。

許多人從五十歲開始，「風格」會固定下來，例如逐漸明白自己擅長或對哪些事棘手，並專注在擅長的事情上。

如此一來，就可以避免失敗，減輕壓力，花最小的力量拿出成果。五十歲族群若想超越體力或熱情較高的年輕人，開創更多的價值，這是理所當然的生存策略，我也正在這樣做。

然而，擁有自我風格的弊害，則在於「生活模式一成不變」、「選擇或判斷總是採取同樣的模式」，往往過著刺激不大的生活。

這是很大的陷阱，其實像上述那樣，讓**人生效率化，才是讓睡眠品質降低的最大原因**。沒有吸收新知或其他刺激，大腦和身體就以為不需要睡眠時間或深度睡眠了。

當然，雖然有些人會透過工作或興趣來學習或實踐新事物，不過人年紀漸長，對於大腦或身體來說，則已無法辨識哪些是新東西。

所以，為了在五十幾歲後獲得真正優質的睡眠，就需要開始做新的事情。請各位要記住，五十歲後接受新刺激，能帶來與二十歲至三十歲一樣的高品質睡眠。

睡眠和白天活動的關係

睡眠和白天的活動是生物的基本，雖然彼此獨立，卻互相依賴、影響。簡單來說，就是因為有睡覺，白天才能活動。反之，因為白天有活動身體，所以需要睡眠來補充體力。這是非常重要的觀念，希望各位務必記住。

只要有優良的睡眠，便能修復身心，於是白天能積極挑戰新事物。此外，挑戰新事物後，就會提升睡眠壓，施加適當的負荷，能輕鬆進入深層睡眠，以便恢復身心。

許多五十幾歲人士的模式則正好相反。若白天沒有太多刺激，睡眠壓就低，所以很難馬上入睡。

提升睡眠壓的方法大致可分成三種：

● 每天做一件以上的新事情。

● 對身體施加強烈的負荷。
● 給大腦新刺激。

不過，第一點的門檻非常高。能實踐當然再好不過，但本書要告訴各位透過「打開早起開關」（見下頁圖）來代替這招。五十幾歲是從夜型過渡到晨型的年齡層，常會出現睡眠失調。

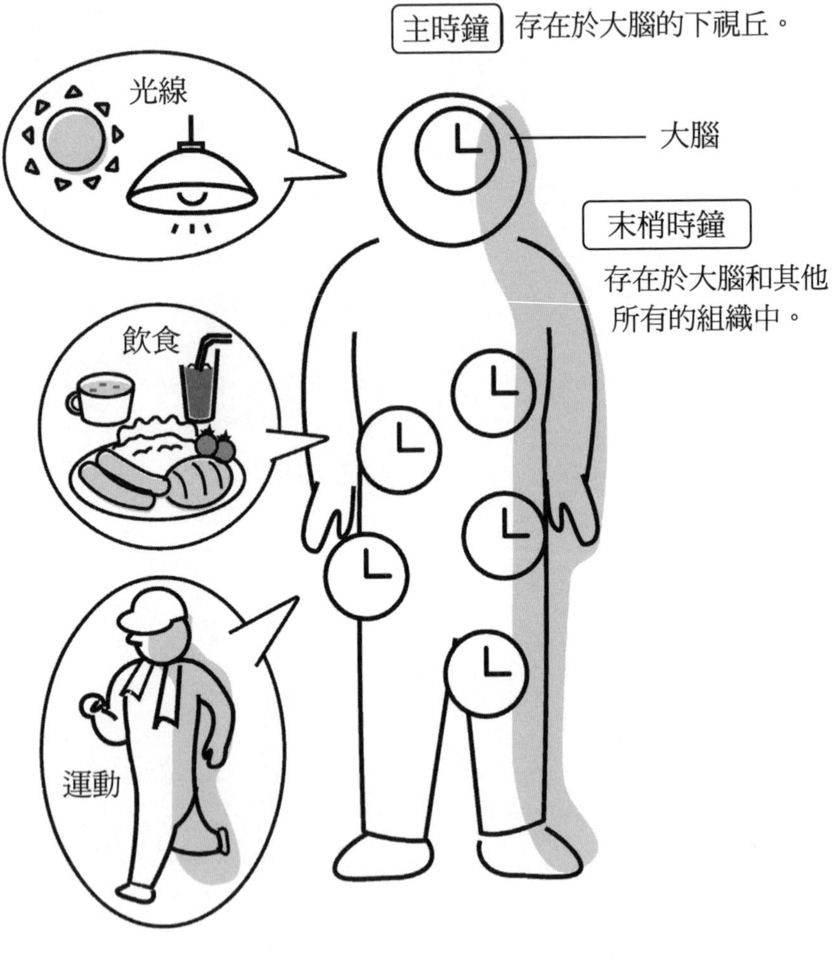
主時鐘
存在於大腦的下視丘。
光線
大腦
末梢時鐘
存在於大腦和其他
所有的組織中。
飲食
運動

2 啟動早起的生理時鐘

推薦給這樣的人：
- 早上長時間窩在被褥中。
- 不常吃早飯。
- 早上完全不活動。

很多人到了五十歲，會一大早醒來。

厚生勞動省（按：相當於他國福利部、衛生部及勞動部的綜合體）在《睡眠指南》記載：「人上了年紀後，作息就會變成晨型。」

不過，就算變成晨型，許多人醒來後不會直接起床，而是窩在被子中。

明明在四十幾歲以前，醒來後能馬上爬起來做事，但到了五十歲後，就很難在起床後立刻活動。

睡眠有個原則，是要先認知「身體十分清醒」，接著才會在八小時後（中午小睡），或在十五小時至十七小時後入睡（晚上上床休息）。

這裡的關鍵在於，身體是否十分清醒，意思是生理時鐘是否有啟動。就算想要醒來，但若生理時鐘沒在運作，人就不會清醒。

想在早上開啟生理時鐘，提升睡眠壓就不可或缺的行動。

簡易方法

- 早上飲用白開水。
- 早晨淋浴。

●早起散步。

首先，最輕鬆就能啟動生理時鐘的方法，是喝白開水。

早起後喝水，讓胃部活動，連帶讓腸部動起來（按：即胃結腸反射，結腸受到神經刺激而收縮、蠕動）。腸部一動，就會打開生理時鐘的開關。因為腸部與大腦連結最緊密，所以起床後喝水，能讓大腦清醒。

而早晨淋浴也是簡單卻能使人完全清醒的方法。不過要注意的是，跟晚上洗澡不同（按：洗澡溫度控制在攝氏三十九度至四十度左右，容易入睡）早上淋浴的關鍵在於溫度要設定得熱一點（按：水溫在攝氏四十二度以上，會刺激交感神經，使人進入興奮狀態）。

要是熱水不熱，身體就不會清醒。

早晨散步是日本著名苑精神科醫生樺澤紫苑推薦的習慣。因為外出散步，等於整個人暴露在陽光下，而日光最能影響生理時鐘。再加上，散步屬於韻律運動，既能分泌血清素，也會促進血流循環。
可以說，散步是啟動生理時鐘簡易做法中，最值得嘗試的。

正規方法

- 早上鍛鍊身體。
- 吃早餐。
- 一早投入興趣。

跟簡易方法相比，正規方法的第一個方法——鍛鍊身體看似提高難度，但其實我們不必做高強度的鍛鍊，只需要做「收音機體操第一式和第二式」就可以了。若不習慣做收音機體操，可以改成深蹲、伏地挺身及其他一般的鍛鍊，

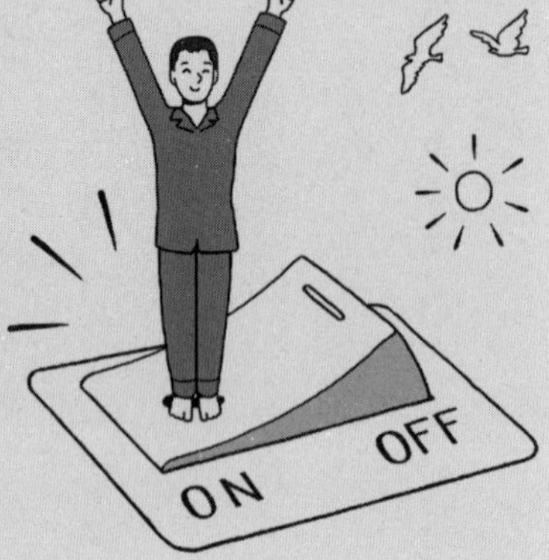

一輪十次，只要做三輪，就足以讓大腦完全清醒。

早上啟動生理時鐘的最好方法是暴露在陽光下，次好方法是攝取食物，促次胃腸蠕動，所以一定要好好吃早餐。

最後一個方法是我非常推薦的一早投入興趣。

除了具有壓倒性的效果外，因人只要對隔天早上有所期待，便能開心的迎接新的一天，進而減少晚上磨蹭的時間。也就是說，會大幅改善前一天晚上的壞習慣（如喝酒或長時間使用手機）。

請各位盡情投入自己真正打從心裡想做的事情。

3 對身體施加強烈的負荷

推薦給這樣的人：

- 覺得自己體力逐漸變低。
- 感覺身體慢慢僵硬。
- 比較常在用腦，較少或完全沒動到身體（很少走路）。

大多數人進入五十歲後，身體開始出現不適或疼痛，僅有少數人能保持良好狀態，享受運動。

我敢說，幾乎所有五十幾歲的人，都不會做步行以外的運動。對於這類人來說，「只要稍微運動」就可以提升睡眠壓，並酣然入睡。從各式各樣的實驗中可得知，至今沒有運動的人開始運動之後，身體會回春、恢復運動能力和體力，同時改善精神狀態，可說好處多多。

運動後，由於提高睡眠壓，能恢復身體狀態、讓身體進化，從而進入良性循環。

在不久的將來，或許過了六十五歲仍得繼續工作，因此我們需要趁五十幾歲時，恢復體力和運動能力。

一定要從輕鬆的運動開始，以獲得高品質的睡眠和光明的未來。

簡易方法

- 增加步數。
- 養成做伸展操的習慣。

● 空氣跳繩。

增加步數，可說是最輕鬆就能做到的方法。尤其對窩在辦公桌前的工作者、遠距工作者及其他一天步數不到四千步的人而言，非常有效。

順帶一提，每天走八千步以上的人，就算增加步數，也提升不了睡眠壓，睡眠品質幾乎不會改變，因此我建議這類人嘗試別的方法。

我也很推薦做伸展操。

或許各位會覺得意外，不過**五十歲後，身體功能降低最多的，既不是體力、肌力，而是柔軟度。**

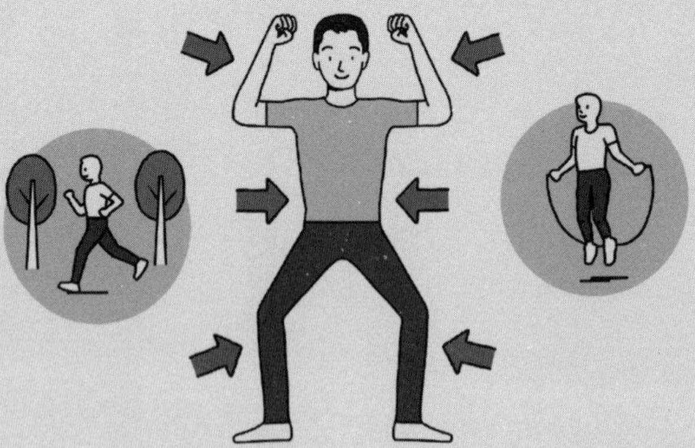

五十歲世代腰痛比例遽增，最大的原因就是柔軟度低落。

總之，人一旦進入五十歲，身體會變得僵硬，透過做伸展操，能大幅刺激身體。假如能扎實做好伸展，就會和肌肉訓練或其他高負荷鍛鍊一樣，提高睡眠壓。

最後要介紹對身體施加負荷，進而提高睡眠壓的方法，是空氣跳繩。

顧名思義，就是只有把手而沒有裝上繩子的跳繩。這和普通的跳繩不同，就算是不會跳跳繩的人也能做到，就算在公寓也能跳，進一步提升運動或睡眠壓的功效也很龐大。

正規方法

- 找個人教練幫自己訓練。
- 前往不常見的健身房。
- 挑戰鐵人三項。

人年紀漸長，會忍不住想偷懶。即便試著努力訓練，也會下意識草草了事，刺激不多，也就難以拿出成果。可是，五十幾歲的人要是硬做不適合自己的運動，就會受傷或發痛。

所以，**五十歲世代想在不受傷的情況下提升睡眠壓，且塑造理想的體型，就需要找個人教練**。

其次要推薦的是，到「不常見的健身房」運動。比如在黑暗中打拳擊，或是可以騎腳踏車的中規模健身房等。

最後是鐵人三項。這是以奧林匹克距離為訓練目標，包含游泳一·五公里、腳踏車四十公里，以及馬拉松十公里。

或許有些人看了會覺得很難，但其實鐵人三項對身體的負荷，比全程馬拉松四十二·一九五公里還低。而且對五十幾歲的人來說，跑全程馬拉松，會對膝蓋帶來極大的傷害，因此不建議這樣做。

4 給大腦新刺激

推薦給這樣的人：
- 最近對所有事情不抱興趣或關心。
- 覺得自己跟不上年輕族群。
- 逐漸沒有自信學習新技能。

人到了五十幾歲，獲得的資訊往往只限自己擅長或與工作相關的領域。或者，就算有其他興趣，也幾乎都是看體育或演藝圈有關的資訊，而且獲得資訊的管道，大都是像由他人整理並剪輯成 YouTube 懶人包影片，幾乎不會讓人留下深刻記憶。乍看之下，這種資訊或學習會刺激大腦，但其實大腦只會用到和平時一樣的部位，不會產生睡眠壓。

不只是睡眠負荷沒有提升，也填補不了世代間的鴻溝。

我詢問認識年輕人，覺得怎麼樣的年長者（五十幾歲左右）難相處，他們回道：「明明不了解，卻以為自己很厲害，還想下指示或給建議。」

不過，問他們對哪種長者抱有好感，不少人表示：「單純想學習新事物的人」。五十歲世代若想提升睡眠壓，就得對大腦施加壓力，例如學習新事物。學習過程中，想獲得年輕人的尊重，必須展現出良好的學習態度，不要自以為是。

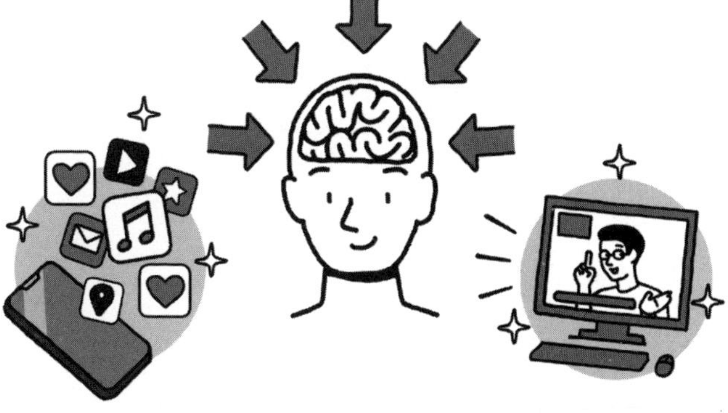

簡易方法

- 持續使用流行服務或App。
- 藉由輕鬆學習服務，養成學習習慣。
- 藉由商務類YouTube或其他管道學習和實踐。

以最輕鬆做到的方法來說，就是平時持續使用年輕人在用的流行服務或App。比如有修照功能或美化頭像的App等。積極接觸新事物的中年人，大概已嘗試ChatGPT或其他與工作相關、跟自己有關的服務了。

使用「讓心情好一點」、「有點方便」的服務，看似沒有意義，卻會刺激大腦。

接下來，我想推薦讀者利如「Schoo」（按：日本提供線上影片的學習App，在臺灣，線上學習平臺有Hahow、Udemy等）之類的學習服務。

這裡的關鍵在於「輕鬆」。每個主題由講師講解四十五分鐘至六十分鐘，同時由專業的引導者提問或輔助說明。因為是回答參加者提問的互動型服務，所以能更容易將知識吸收到腦子裡。

除了線上平臺，我也推薦用 YouTube 來學習。不過，透過 YouTube 學習時，我建議使用訂閱服務 Premium。因為免費方案會插入很多廣告，不但會降低學習效率，也會因為廣告造成的刺激，讓睡眠出現負面影響。

正規方法

- 透過線上課程學習新技能。
- 藉由社群學習想掌握的技能。
- 為了取得感興趣的證照而努力。

雖說是給予大腦強烈負荷的正規方法，但若線上課程的難度是到大學或企管碩士等層次，估計有些人為了學好內容，會連睡覺時間就沒有了。

所以，在正規模式中，我推薦使用Udemy和其他相當正式的線上學習網站。程式設計、教練技巧、邏輯思考、專業的照片拍攝法、發聲訓練，以及其他所有的領域，都能根據自身需求來找課程。

網站的熱門內容製作得非常精良，只要好好學習，便可學到高超的技能。

我也推薦參加學習技能的社群。尤其是付費學習社群，因會吸引到認真想拿出成果的人加入，所以比免費學習社群更值得推薦。

最後是努力取得感興趣的證照。相信很多人以往對跟工作無關的事不感興趣，但若趁這個機會培養興趣，學習想要了解的領域，就會確實對大腦施加負荷，進而提升睡眠壓。

專欄
活用App習慣術

現在越來越多人靠App來養成習慣。

不少人認為十幾歲至二十幾歲的年輕人才懂得活用App，但其實，只要不怕接觸新事物，即使是五十歲後的人，也能靠這招成功建立習慣。

直到幾年前為止，養成習慣App的使用率還不是很高，但經過不斷改良，再加上需求提升，使得這幾年有相當多人實踐和使用。

養成習慣App的種類五花八門，若要尋找適合自己的，必須花一番心力。也就是說，活用App習慣術的關鍵就是找到並使用適合自己的應用程式，但要怎麼尋找？

首先，將養成習慣App大致區分為兩種：

●社群類養成習慣App

其中具代表性的，就是防止人們半途而廢的「みんチャレ」（Minchale，無中文版本，中文版App中無類似功能）。

這款App基本上是免費的。只要在程式裡搜尋想培養的習慣，就會出現各式各樣的團體。這時，你可以加入看起來適合自己的，當團體湊滿五人後，就會開始幫助其成員養成習慣。

這麼一來，你就擁有同樣目標的夥伴，此外，畫面上還有五隻貓會替你們打氣。

雖說該App的免費版就有一定的效果，但我更推薦付費版（每個月支付五百日圓）。官方網站上記載，成功養成習慣者，付費版為免費版的兩倍，堅持的天數比免費版高一七〇%，但實際上應該更多。成功率之所以這麼高，是因為其參與成員的決心很高，能連帶影響其他人的意志；貓咪的打氣內容，會隨著等級而改變等。

我建議各位不妨先嘗試免費版，假如感覺適合自己，就轉用付費版。

●記錄類養成習慣App

第二種是記錄類。這種App相當多，具代表性的有「持續——日常自律和目標管理，達成健身、學習等目標習慣」。該程式評價非常好，操作性簡單又優秀。

操作性和易讀性（legibility）好壞，對App而言相當重要。畢竟，若App很難操作、介面雜亂等，使用者往往就不會繼續使用。

這個App一次只能養成一個習慣，很適合與鈴木一朗式習慣術一起實行。

第五章

放鬆練習

1 睡前不要吃吃喝喝

約有四〇%睡眠失調者表示，調整環境後，睡眠品質好轉，能順利入睡，睡眠失調症狀漸漸消失。不過反過來說，還有約六〇%的人還是睡不好。

針對這些人，接下來我要介紹的方法，是靠改善身體狀態，進而快眠。

人過了五十歲，身體的柔軟度和復原力逐漸低落，所以白天的活動讓身體緊繃、扭曲變形、嚴重駝背，即使到了晚上休息，也無法消除這份緊繃感。不僅如此，胃部和其他內臟隨著年齡增長而功能低下，還得不斷消化食物、花時間解酒和其他毒素，始終無法好好休息。

也就是說，其睡眠失調的原因，不只受到睡眠環境的影響，還因老化，導致到了夜晚，身體仍沒準備好休息。

只要人們能在睡前放鬆下來，消除緊繃，體溫自然降低後，便能舒眠。

然而，人進入五十歲後，不只是肉體老化，也不能像年輕時一樣進行激烈或繁重的活動，取而代之的是，身體會持續產生一種不上不下的緊繃感。

這份感受對睡眠來說，是非常難纏的問題，更是五十幾歲無法進入深層睡眠的最大原因。

因此，若五十歲的人沒刻意替身體重開機——回到不緊張、不緊繃的狀態，自然不會睡得香甜。假設你的生活方式或出現的症狀符合下列幾點，就要特別注意：

□ 整天使用電腦。
□ 沒去健身房等地做難度較高的運動。
□ 使用手機或平板時，頸部會不自覺向前伸。
□ 最近怎麼也睡不著。
□ 覺得身體無力，但不是疲勞。

☐起床時，感覺消化不良。
☐早上總是很疲累。
☐起床時，頸部或腰部會痛。

身體尚未準備好休息的原因，主要可分成三種類型（見下頁圖）。第一種是九〇％現代人都會出現的駝背（背部弓起來）以及圓肩型（肩膀弓起來）。

假如長時間窩在辦公桌前做事，就會出現這種狀況。尤其年過半百後，身體失去柔軟度，光憑泡澡或躺下休息，也沒辦法放鬆身體，於是睡不穩。可以說，絕大多數五十歲世代伏案工作的人都屬於這一型。

第二種是身體持續緊繃型。**人的年齡越大，越難消除緊繃感**。能馬上行動的人，雖然能很快進入狀態，卻不擅長放鬆。所以，這類人需要刻意舒緩肌肉。

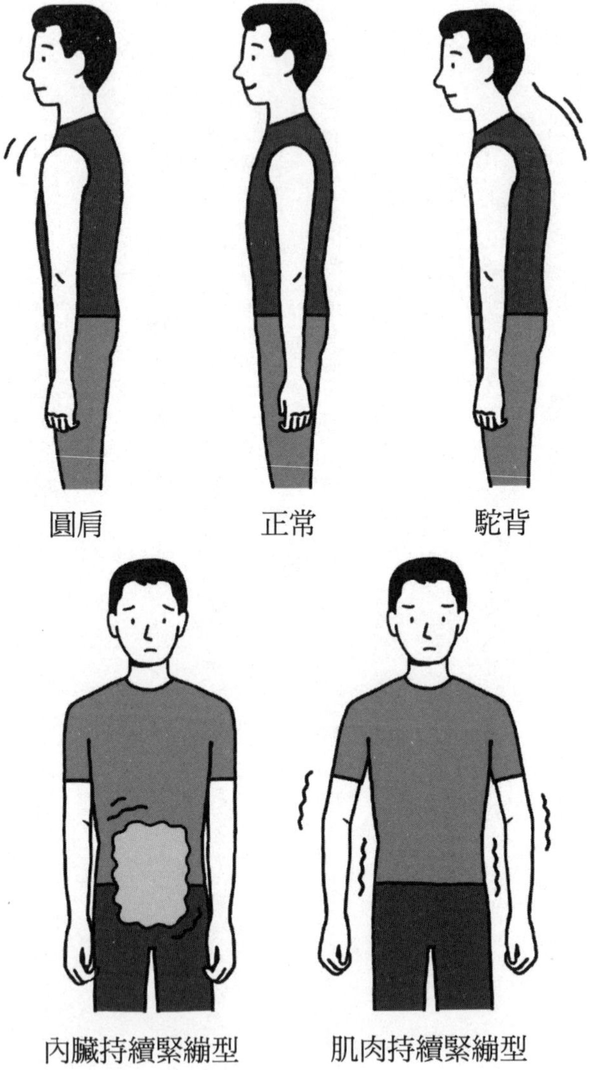

▲ 身體無法放鬆的原因分三種。

最後一種是內臟持續緊繃型。簡單來說，這是因為老在睡前吃吃喝喝，導致內臟得一直工作，無法好好休息。

雖說不管在哪個年齡層，都有人習慣在睡前吃東西，不過比起年輕人，年紀越大的人，越容易因胃部變得沉重、其他內臟緊繃，而難以入眠。

接下來，我會依照這三種類型，介紹簡易方法及正規方法，請讀者利用下頁圖，確認自己屬於哪一型，並根據自身狀況，實踐本章介紹的方法。

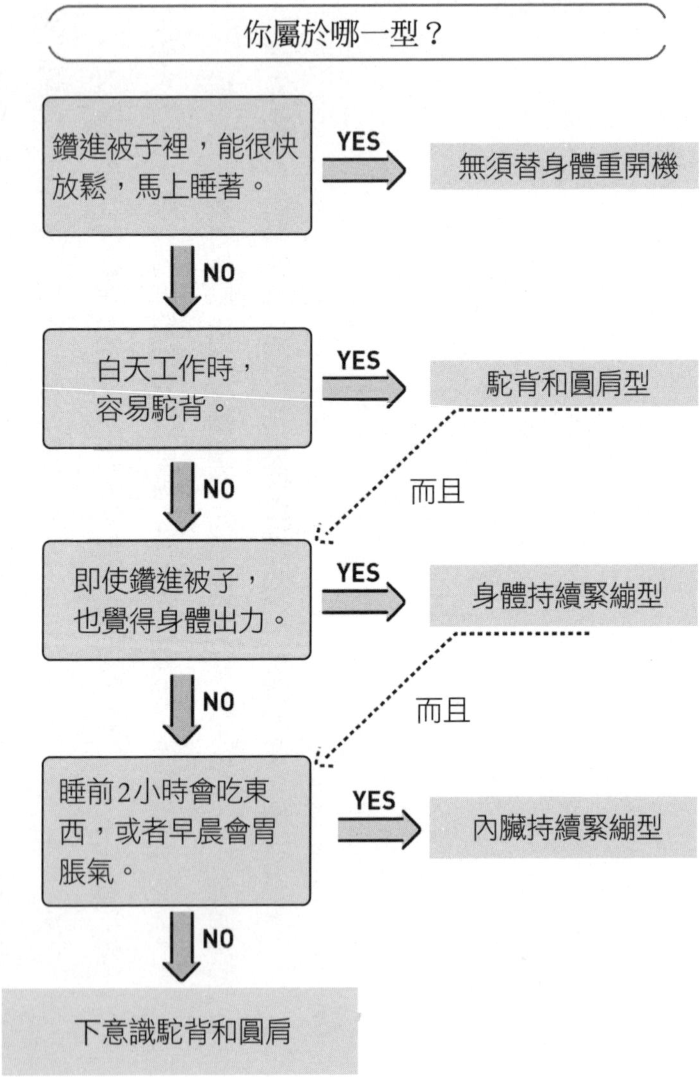
你屬於哪一型？
鑽進被子裡，能很快放鬆，馬上睡著。
YES
無須替身體重開機
NO
白天工作時，容易駝背。
YES
駝背和圓肩型
而且
NO
即使鑽進被子，也覺得身體出力。
YES
身體持續緊繃型
而且
NO
睡前2小時會吃東西，或者早晨會胃脹氣。
YES
內臟持續緊繃型
NO
下意識駝背和圓肩

消除駝背圓肩，簡易方法1

毛巾伸展操

我先介紹幾個簡易方法。其中最有效的一招是毛巾伸展操。這不是一般的伸展操，只要活用毛巾增加可動範圍，就能舒緩背部和頸部。

雖然很難用數字具體展現伸展操的功效，不過根據我的經驗來看，只要花一半的力氣，就可以好好伸展。

若運動時要使用某項工具，會提高施行門檻，所以，我在分享簡易方法時，會盡量避免這點，不過，由於毛巾是家庭必備用品，所以我仍把這個運動列進來。

試過的人多半表示「睡覺時，感覺身體變輕鬆」、「起床時，身體沒那麼痠痛了」。毛巾伸展操的好處在於，不只家裡能做，飯店或旅館也有毛巾，所以就算出差，也可以實行。

① 雙手拿毛巾，位置比肩膀寬一
個拳頭。
② 屏息3秒鐘並且朝外側用力。

③ 雙手持續用力，
然後往後擺動。

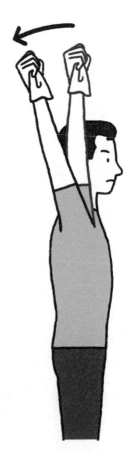

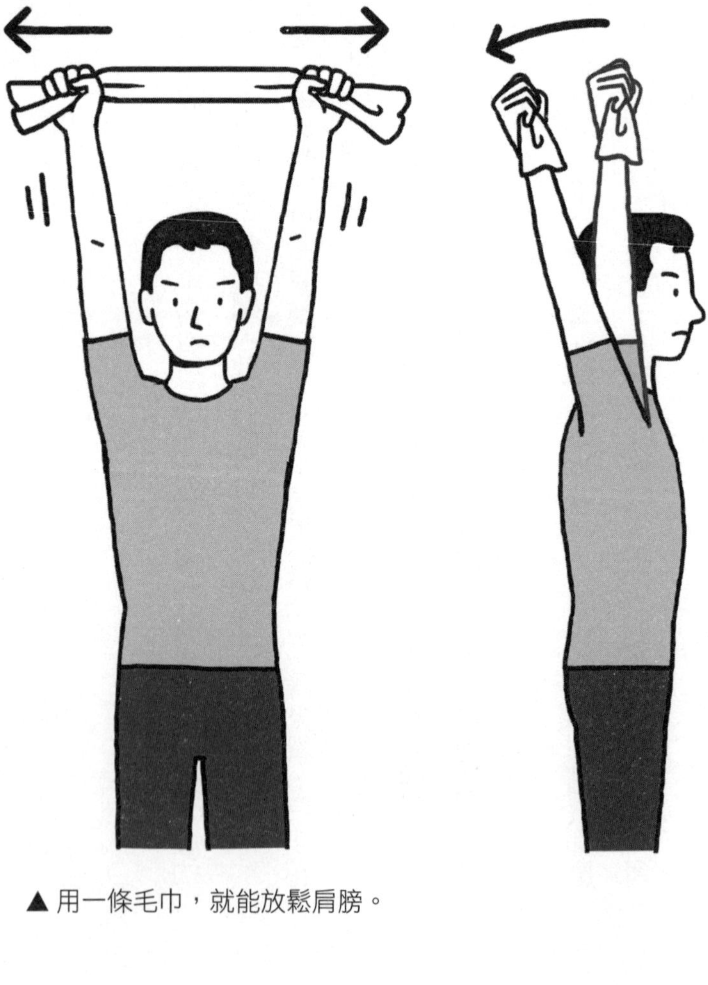

▲ 用一條毛巾，就能放鬆肩膀。

消除駝背圓肩，簡易方法2

貓和牛姿勢

其實，貓和牛姿勢是瑜伽的動作之一（見下頁圖），雖然有其他別名，如「貓和狗」等，不過基本做法都一樣。

我很多朋友都是瑜伽教練，我曾問過他們：「什麼動作能緩解緊繃感，而且最適合在晚上睡覺前做？」結果超過一半的人推薦貓和牛姿勢，有效程度可見一斑。

這個動作最能復原弓起的背部，找回背部的柔軟度。

進入五十歲且平時不常活動背部的人，剛開始做這個動作可能會疼痛或難受。請記得不要太勉強自己。

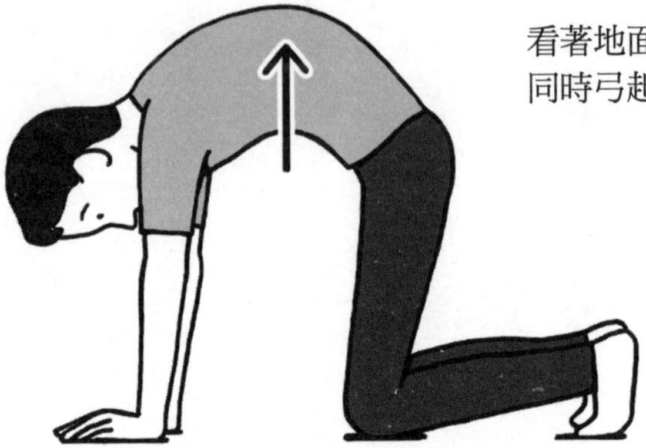
看著地面吐氣，
同時弓起背部。

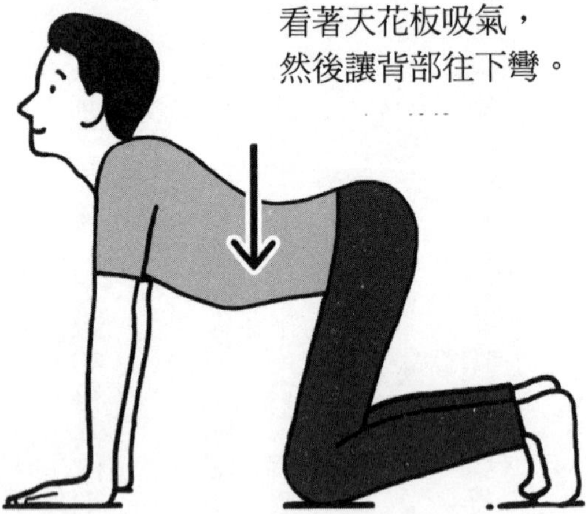

▲弓起背部，背不再硬邦邦。

消除駝背圓肩，簡易方法3

轉圈仰泳

駝背圓肩型人士基本上只要做一些基本動作，就能舒緩背部，讓背部恢復到原本狀態。不過，單純按摩背部或做伸展操，只能舒緩肌肉表面，無法達到舒眠。

若想緩解深層肌肉，放鬆整個背部，「轉圈仰泳」是最輕鬆、有效的方法（見下頁圖）。

以追求舒眠的伸展操來說，轉圈仰泳和普遍受到採用的伸展操非常類似，不過，因會左右交互進行，能讓背部更放鬆，進而逐漸擴大手臂可活動範圍，提升舒緩功效。

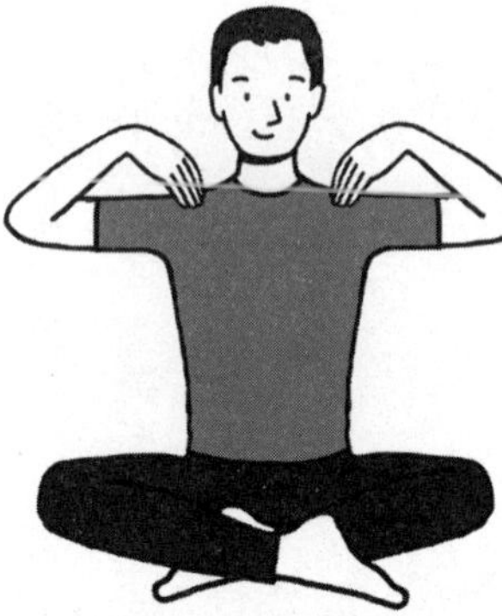

盤腿坐好，
雙手放在肩膀上。

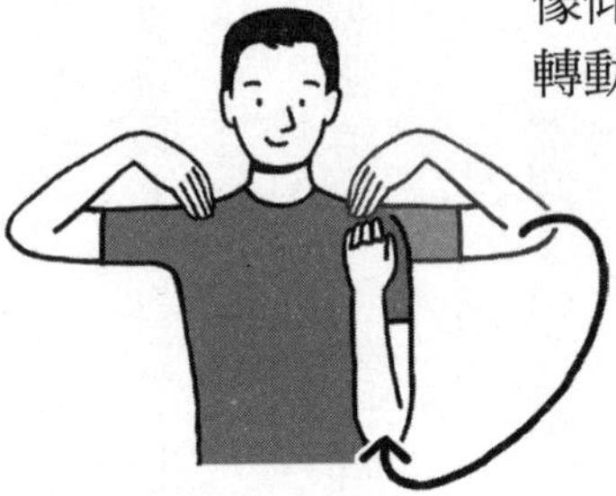

像仰泳一樣，
轉動手臂和肩膀。

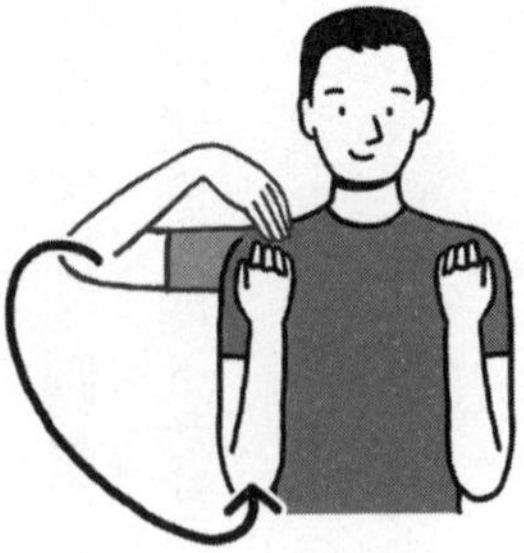

左右交互做1次為一組，
共做10組。

▲ 像仰泳一樣，轉動手臂，手的活動範圍更大。

消除駝背圓肩，正規方法1

瑜伽滾筒

接下來要介紹正規方法，其中，效果最好的是瑜伽滾筒（見下頁圖）。相信做過的人都知道，只要在就寢前使用瑜伽滾筒三分鐘，可完全舒緩背部，讓人舒服到忍不住發出讚嘆聲。

瑜伽滾筒可大幅改善睡眠分數，背部容易痠痛的人，比較使用滾筒前後的睡眠分數，有時會相差十左右。

實際上，絕大多數人習慣瑜伽滾筒後，會大幅減少找人按摩或做整體法（按：一種傳統的身體治療方法，融合了日本文化和傳統醫學的特色。透過手腳來調整並矯正歪斜的脊椎、肩胛骨、骨盆、四肢等，全身骨骼和肌肉的特色技法）的頻率。

躺在瑜伽滾筒的上。

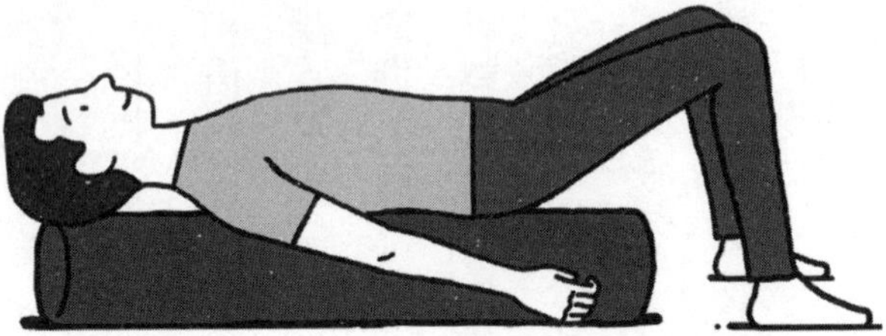

手掌朝上，一邊吸氣，一邊抬頭。
吐氣時，手臂往下垂（指甲要輕碰地板），
整套動作做5次。

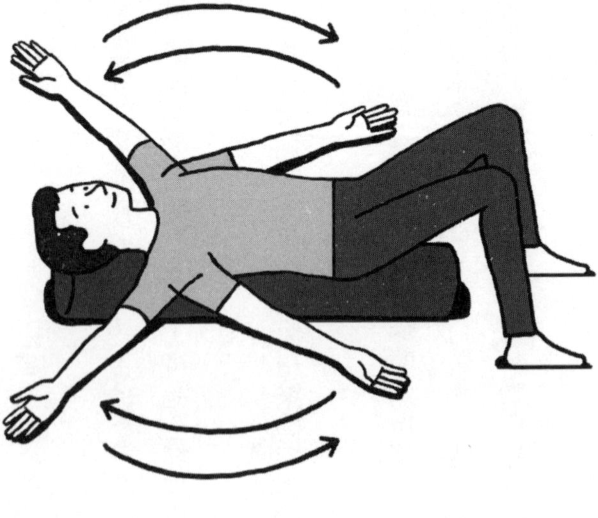

▲ 背容易痠痛，就躺在瑜伽滾筒上，能有效改善。

消除駝背圓肩，正規方法2

彈力帶伸展操

比毛巾伸展操更有效的是，使用彈力帶做伸展操（見下頁圖）。彈力帶比較柔軟，能自然的對身體施加負荷，放鬆效果比毛巾高。有些百圓商店就有賣這項工具，但假設希望獲得更好的效果，我推薦使用「Thera-Band」品牌的彈力帶。

我使用Thera-Band彈力帶來舒緩背部已超過十年，出差時也一定會攜帶。

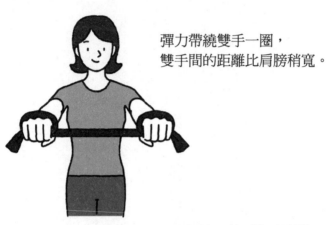

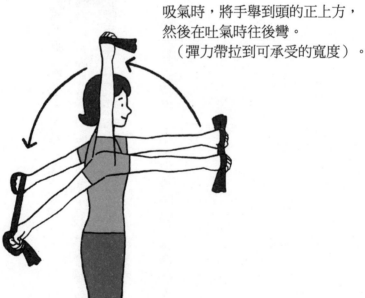

彈力帶繞雙手一圈，
雙手間的距離比肩膀稍寬。

吸氣時，將手舉到頭的正上方，
然後在吐氣時往後彎。
（彈力帶拉到可承受的寬度）。

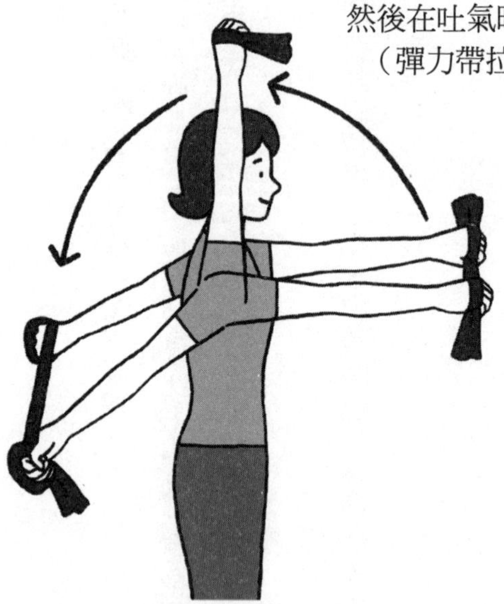

▲ 毛巾操升級版，彈力帶更能帶給身體好的負荷。

消除駝背圓肩，正規方法3

雙拱型重開機

雖然這個動作要稍微花點工夫，但能舒緩拱起的背部，還可讓背部恢復原本的形狀（見下頁圖）。

人有三個拱型曲線（按：從側面看正常脊椎，應有頸椎前彎、胸椎後彎、腰椎前彎等三個曲線）。只要將其恢復原狀後，就能調整並放鬆身體，最終進入深層睡眠。有些跟睡眠有關的書籍，也會介紹這種方法。

現代人多半駝背，而這裡列舉的三個正規做法，都能大幅緩解僵硬的背部，請各位一定要試試看。

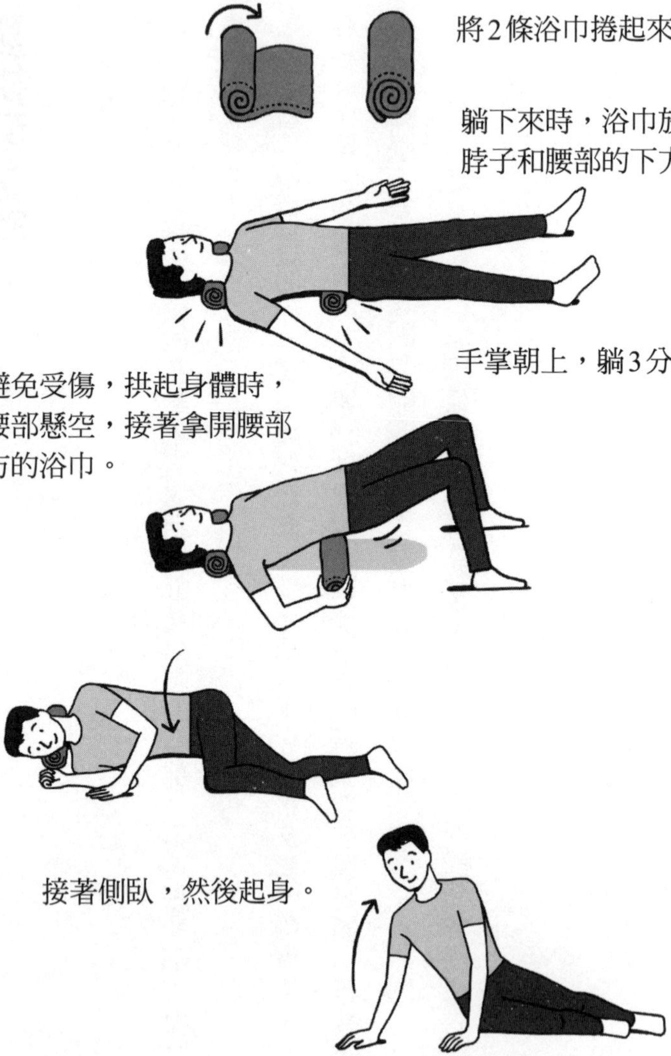
將2條浴巾捲起來。
躺下來時，浴巾放在
脖子和腰部的下方。
手掌朝上，躺3分鐘。
為避免受傷，拱起身體時，
讓腰部懸空，接著拿開腰部
下方的浴巾。
接著側臥，然後起身。

▲ 捲起兩條浴巾躺在上面，恢復脊椎正常的曲線。

緩解緊繃的身體，簡易方法1

摸黑泡澡

簡易方法中，最能有效緩解身體肌肉的措施，是摸黑泡澡（俗稱正念泡澡）。其效果十分驚人，而且幾乎所有試過的人，都會持續進行這套方法。

摸黑泡澡，顧名思義就是泡澡時關掉浴室照明，光是這麼做，就能大幅放鬆身體。

不過，摸黑泡澡也有程度的區別，普通程度是關掉浴室電燈，打開浴室外的電燈，讓光線適度的灑進來。進階版本則是連浴室外的照明都關掉，藉由戶外的光或燭光照亮浴室。

即使是不會冥想或不泡三溫暖的人，也可以藉由這個方法來放鬆身心（按：但使用該方法時，務必注意安全，避免意外發生）。

緩解緊繃的身體，簡易方法2

聆聽Solfeggio頻率的音樂

在睡眠輔導現場，常會播放Solfeggio頻率的音樂，許多人表示：「聽了之後，睡眠品質變好。」Solfeggio頻率是特別的頻率——主要以五二八赫茲為核心的九個頻率。

透過網路查詢，會出現很多從靈性角度來解釋Solfeggio的文章，事實上，各國相關機構也曾發表音療研究的結果，指出Solfeggio能改善疾病或心理健康。很多過了五十歲的人因聽Solfeggio頻率音樂之後，能睡得較舒適。

在YouTube或Spotify等平臺搜尋，會出現很多Solfeggio頻率的音樂，讀者可以找自己喜歡的版本放著聽。

緩解緊繃的身體，簡易方法3

嘆息伸展操

有些人很努力工作，不僅肌肉量少，總是不自覺出力，所以身體一直很緊繃，我稱他們為「戰鬥型」。這類人即使鑽進被子裡也沒辦法放鬆、無法舒緩力道，所以很難入睡，就算睡著了，也很淺眠。

要是戰鬥型沒有刻意舒解緊繃感，身體就會一直出力，再加上，人隨著年齡漸長，肌肉會慢慢流失，結果就是，怎樣都睡不好。

我和日本著名伸展操專家川合利幸，為了身體緊繃的人共同開發出嘆息伸展操。這招與一般伸展操不同之處，在於「不會提高身體的柔軟度」。只要一邊嘆息，一邊做像是伸展操的動作就夠了。

一般來說，人在洗完澡或就寢前，做普通的伸展操就能舒眠，可是對身體容易緊繃的人而言，這麼做反而會讓身體變得更硬。

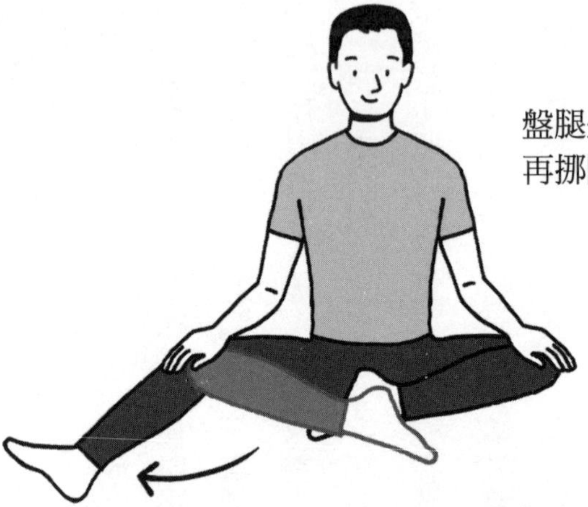

盤腿坐好，
再挪開單腳。

嘆息時，手抬到頭部上方，
並朝另一邊彎下去。
整套動作重複3次。
做完後，換邊做。

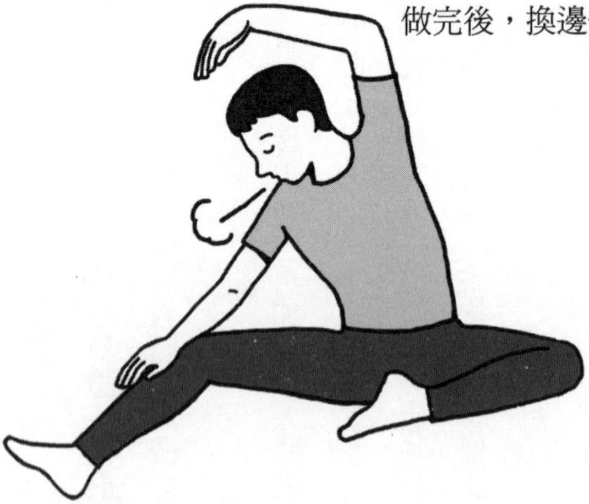

▲ 身體不自覺出力，做伸展操時，重點在於發出唉唉聲。

這類人往往想藉由拚命做伸展操，讓身體變柔軟，可是，要讓身體不再那麼緊，就不能這麼努力。

做嘆息伸展操時，一定要發出聲音「唉唉……」。有沒有出聲，效果明顯不同。就算不是嘆氣，發出意義不明的發音，像是「嘿唷嘿唷」、「嗚喔喔」也可以，重點是靠發聲，吐出累積在體內的不適，如此一來，身體不再出力，而是脫力（指放鬆下來、不緊張）。

2 醫學上也在使用的肌肉遲緩法

基本上，當身體呈現緊張狀態時，就算不出力或試圖減輕壓力，也沒辦法讓身體變輕盈舒暢。

這時，不妨嘗試醫學上也在使用的「肌肉遲緩法」。

這個方法雖然有效，做起來卻有點難。所以很少人能持續做下去。

不過，別擔心，我把在輔導現場中實際感受到效果，且能持之以恆的部分整理起來並分享在書中，也就是接下來要介紹的正規方法。

想讓身體肌肉不再緊繃，就要靠正規方法來調整肌肉外部，讓深層肌肉放鬆，或是給予肌肉強烈的刺激後，反過來放輕鬆。

緩解緊繃的身體，正規方法1

從肌肉訓練到伸展操

首先要介紹的是「從肌肉訓練到伸展操」。

即使是嚴重到患有失眠症的高齡人士，用了這個方法，也能睡得香甜的，不過由於需要耗費相當的心力，能堅持做下去的人很少。

這個方法很單純，如下頁圖所示，就是在睡前做肌肉訓練（推薦深蹲），之後再做伸展操（類似嘆息伸展操的脫力運動）。

一般來說，就寢前做肌肉訓練會讓人亢奮，所以行不通，但對於難以入眠的五十幾歲人士來說，反而可以睡好。

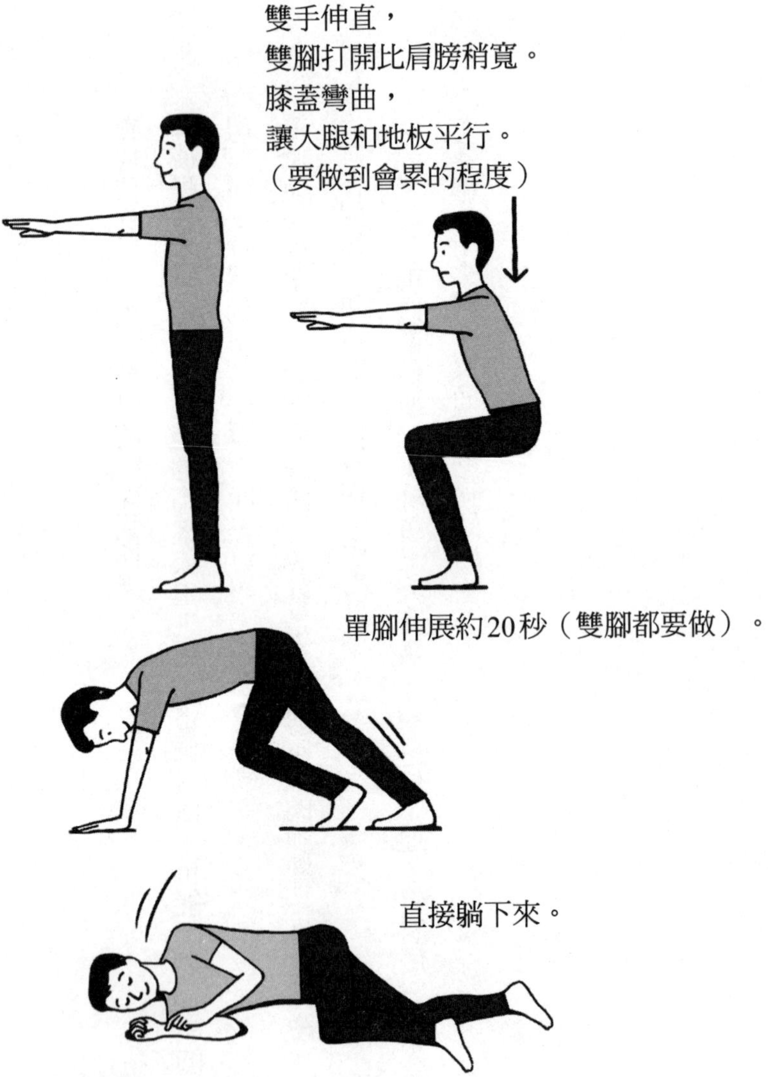
雙手伸直，
雙腳打開比肩膀稍寬。
膝蓋彎曲，
讓大腿和地板平行。
（要做到會累的程度）
單腳伸展約20秒（雙腳都要做）。
直接躺下來。

▲ 50歲後的人，睡前深蹲能助眠。

緩解緊繃的身體，正規方法2

溫冷浴

在現代社會，人們因累積龐大壓力，而難以放鬆，所以有不少人藉由三溫暖來釋放壓力。可是，三溫暖雖能有效讓身體重開機，卻存在幾個缺點，例如「睡前不能做」、「不能常做」、「最近泡三溫暖的人很多，反而無法平復心情」等。

而溫冷浴——讓身體脫力且不需要特別努力，就能做到的方法——可以解決這些問題。

如下頁圖所示，溫冷浴可以獲得類似三溫暖般的效果，讓身體放鬆。假如很怕熱，泡澡水溫控制在攝氏四十一度以下，並泡十分鐘以上。

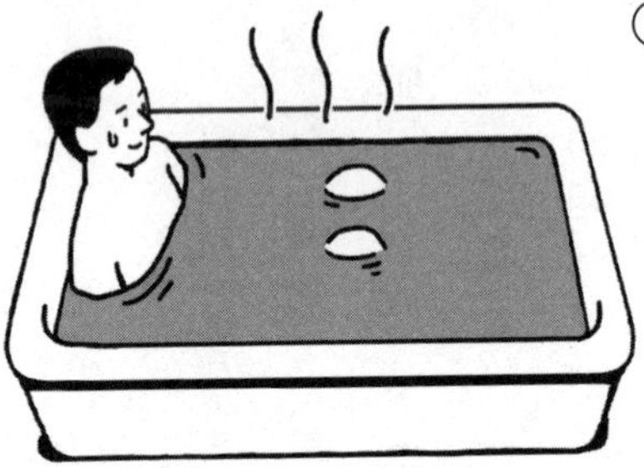

① 泡澡溫度為攝氏42度左右，泡3分鐘。

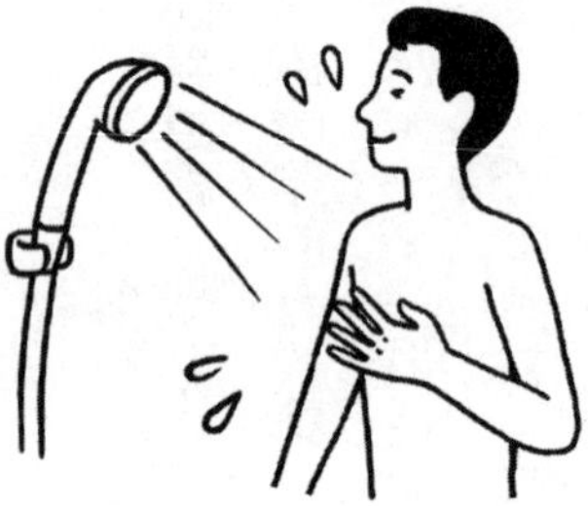

② 用冷水（怕冷的人就用溫水）淋浴30秒（①② 做2輪）。

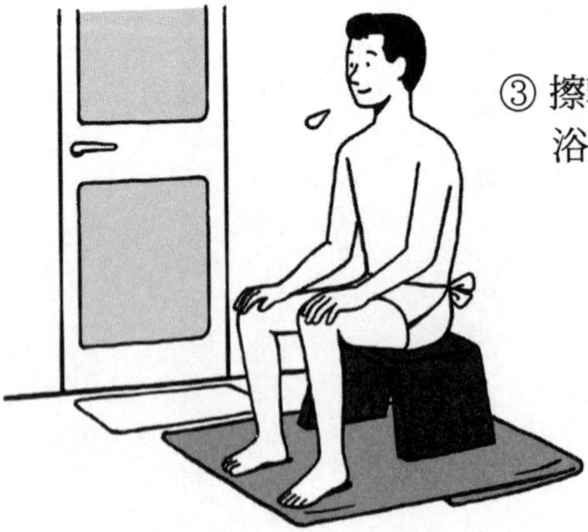

③ 擦乾水分後，就在浴室外面放鬆。

▲ 泡澡能放鬆，但水溫得控制在攝氏42度以下。

緩解緊繃的身體，正規方法3

按摩槍

其實，我的身體以前也很緊，其程度比一般人還要嚴重，因此，我會嘗試各式各樣的商品，想盡辦法消除這份感受，而我買的產品中，有很多跟按摩有關的類型。

不過，以前的按摩機雖然會舒緩表層肌肉，但若問能否因此放鬆而睡得舒適，答案是否定，即使是售價幾萬至幾十萬日圓的按摩機也辦不到。

然而，在幾年前，我在某教練的勸說下，半信半疑的買了「Hypervolt Go」牌的按摩槍。使用後我發現該產品非常優秀，與以往的按摩機有雲泥之別，它讓身體硬邦邦的我，變得像剛搗好的年糕般柔軟。

附帶一提，後來其他廠商推出的按摩槍價格比較便宜，充電續航力也長，功效則差不多。

用按摩槍抵住
僵硬的地方 20 秒。

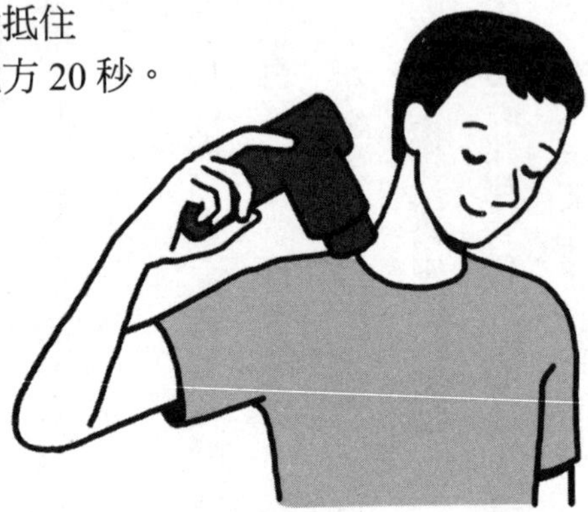

在僵硬處的四周
轉動20 秒。

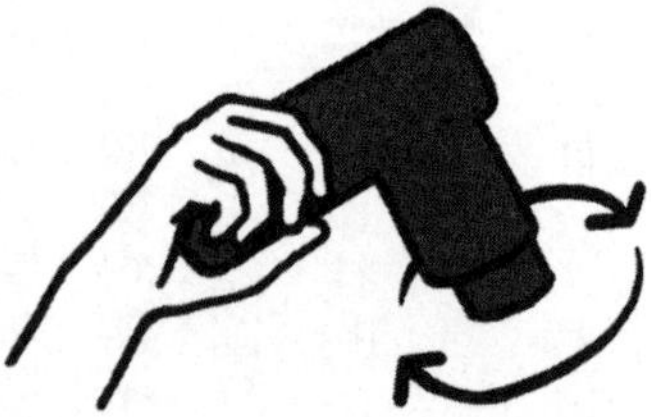

▲ 按摩槍能舒緩深層肌肉，讓身體更輕盈。

3 連內臟也會緊繃

人過了五十歲，內臟功能衰退，若稍微晚一點吃晚飯，食物很難順利消化完畢，結果就是，睡眠狀態馬上出現不良影響。因為胃裡有食物，就像身體正在運動，所以無法放鬆。

直到食物通過胃部抵達腸部後，人才會進入放鬆的狀態。因此，假如想要舒眠，就得注意晚餐和消夜的菜色，要配合五十幾歲胃部衰退後的承受度。

雖然酒精或咖啡因的分解能力因人而異，不過自五十歲起，該能力會急遽降低。有資料明確指出，五十歲後，咖啡因的提神效用到減半為止，所需時間平均會變成兩倍。

不讓內臟持續緊繃，簡易方法1

腹式呼吸

讓內臟放鬆的簡易方法中，最有效果的是腹式呼吸（深呼吸）。

呼吸可說是唯一能直接影響自律神經的方法。只是，雖然很多人知道腹式呼吸可以放鬆身心，但難以掌握訣竅，不知道該怎麼開始，或者是無法持續做下去。

為了幫助大家持之以恆，接下來，我要分享一個訣竅：躺在被子上深呼吸十次。

事實上，當我們躺著的時候，就是在做腹式呼吸。只要記住這點，就會覺得這招是最簡單易懂，且任誰都做得來的方法。

不讓內臟持續緊繃，簡易方法2

Yakult 1000

我會定期購買養樂多推出的Yakult 1000 。絕大多數壓力高的人喝了這款飲料，會睡得更深、更沉，其效果可說相當明顯。

有些人飲用和沒飲用Yakult 1000時，睡眠分數會相差十以上。

近年來，雖然大眾逐漸明白，腸道環境好壞，會影響睡眠品質，但還不太清楚，吃什麼才能睡好。其中養Yakult 1000是少數能使人實際感受到改善睡眠功效的食品。

不過要注意的一點是，並不是任何人喝了都能舒眠。有研究指出，基本上，人只有在承受龐大壓力時，喝Yakult 1000能減輕壓力。

不讓內臟持續緊繃，簡易方法3

睡前一小時不用餐

由於「睡前一小時不吃東西」可說是現代人都知道的常識，所以我很猶豫要不要把這個方法列進來，但考慮到持久率和效果的高低，最後仍決定在這裡提出來。

不論什麼原因，有的人總是晚回家，暴飲暴食後直接睡覺，可是這麼一來，因胃部仍在工作，所以很難睡好。

很多人做不到睡前兩、三小時不進食，不過若限制自己在睡前一小時不用餐，大部分的人都能辦到。

很晚回家時，可以先在公司附近的超商或快餐店內用，設法確保睡前一小時不進食，光是這樣，內臟和睡眠品質就會大幅改變。

不讓內臟持續緊繃，正規方法1

睡前三小時不吃東西

正規方法中，首推睡前三小時不吃東西。這個方法雖然相當不起眼，卻對舒眠很有效。

歐洲實力堅強的足球隊非常重視睡覺一事，為了獲得高品質睡眠，他們十分注意的睡前飲食，其基本原則就是睡前三小時完全不攝取任何東西。

雖說一般人沒必要像頂尖運動員一樣嚴格在意時間，但事實是，人過了五十歲後，若能克制睡前飲食，睡眠品質就越好。

不讓內臟持續緊繃，正規方法2

心窩按摩

壓力累積後，最容易變硬的內臟是心窩。

只要藉由按摩舒緩心窩後，腹肌就會鬆弛，進而讓整個內臟放鬆，效果逐漸滲透到腹部周圍每一處。

這是內臟緊繃型的人最能感受到功效的按摩。

沒辦法做好腹式呼吸的人，其中一大原因是內臟緊繃，或許在嘗試腹式呼吸之前，可以先按一按心窩（見下頁圖）。

順時鐘揉心窩的周圍。

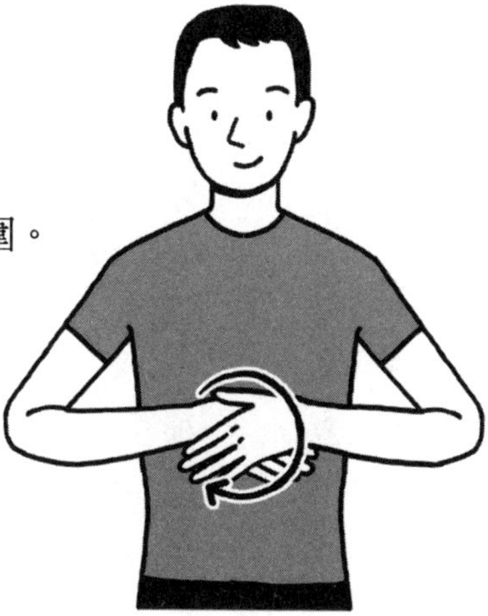

用4根手指
按揉心窩的下方。

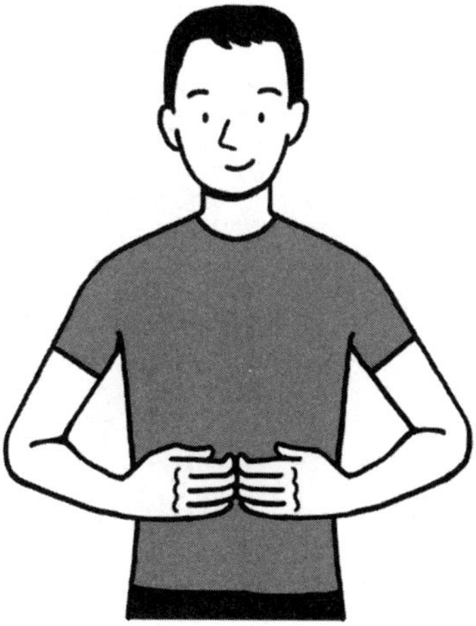

▲ 順時針揉心窩，放鬆整個內臟。

不讓內臟持續緊繃，正規方法3

穿上肚圍

雖然購物是很簡單的行為，不過買肚圍需要「全力以赴」，所以我把這個方法放在正規做法中。

基本上，腸部在溫活後（按：指改善虛寒體質的保健方法，讓身體從內到外變溫）就會穩定，進入放鬆狀態。最近也有研究結果指出，單憑溫熱腸部，就可改善腸道環境。堪稱是最適當的腸部保健。

雖然肚圍給人印象有點俗，所以使用門檻相當高，但其實有許多中高階主管層、藝人和運動員都會用肚圍。

我建議選擇棉質或其他天然材質。因為許多人到了五十歲，肌膚遇到化學材質就會發癢。此外，棉的保溫效果較高，這一點也值得推薦。

專欄
最低限度習慣術

這次要介紹的方法是習慣術中最值得推薦的。即使是至今一次都沒順利養成習慣的人，也能成功做到。所謂的最低限度習慣術，就是實踐簡單到不會失敗的事情，以持續累積成功體驗。

其背後的機制是不斷提升自我肯定感，不讓人覺得挫折。

這個方法不只適合不擅長養成習慣的人，對於「雖然很擅長建立習慣，但對於養成某些領域的習慣感到棘手」的人而言，也相當有效。

舉例來說，我善於養成跟睡眠相關的習慣，但建立跟運動有關的習慣卻很常失敗。於是我使用最低限度習慣術，設定「一天做五次伏地挺身」，結果就成功持續做下去了。

狀況不好時，就只做最低限度，不過絕大多數的日子會慢慢增加次數，由此可見最低限度習慣術的效果。其步驟很簡單：

1. 決定每天只培養哪個習慣。
2. 設定最少要做到哪種程度。

既然門檻很低，只要在起步時想：「反正只有一點點，就做吧！」再快結束時，你很可能就會對自己說：「既然做了，就多做一點吧。」

不過有一點要注意，就是即便熟練，也絕對不要提高「最低限度的難度」。幾乎所有人在順利進行後，覺得「好像可以多做一點」，而拉高難度（按：如一天原本設定做五次伏地挺身，變成做十五次等），最終導致失敗。

關於棘手的領域，持之以恆才是最重要的。

第六章

大腦重開機

1 失眠的大魔王：大腦失控

目前為止，談到人進入五十歲後，為了追求舒眠，得從各方面付出許多努力，像是改變睡眠環境、提升睡眠壓，替身體重開機等。

能改善上述三種方向的人，幾乎都覺得自身睡眠狀態比以前好許多。

不過，仍有一部分的人雖然感受到功效，但睡眠品質還不到舒眠程度。

遺憾的是，這類人很可能無法停止「大腦失控」（按：指大腦一直在活動，忍不住胡思亂想等），這點可說是追求舒眠的最終大魔王。

要讓亢奮和失控的大腦放鬆，比放鬆身體難好幾倍。事實上，二十歲世代與三十歲世代中，僅一小部分人，像是超級頂尖運動員或超高績效表現者等，才能讓大腦徹底放鬆。

五十歲世代的學習能力最高

話說回來，雖然人進入五十歲後，雖然各種功能或能力逐漸衰退，但仍能學習新事物。

麻省理工學院的認知科學行為學家約書亞．哈茨霍恩（Joshua Hartshorne）等人，針對幾千名十歲至九十歲的人研究年齡和知性的關係，結果發現年紀過了五字頭後，學習和了解新事物的能力會達到高峰。

可以說，這個年齡層適合學習以往無法掌握的高度技巧。

在本書，我把最想寫的東西放在這一章。

許多商務人士試過冥想、正念或其他調整心靈的技巧，但屢屢受挫。雖然很多人會利用三溫暖調整身心狀態，但是懂得用冥想來放鬆的人只占少數。

不過，如果運用剛才提到的特質——五十歲時學習能力達到巔峰，便可能掌握到讓大腦放鬆的技巧。

我和許多五十幾歲的人，開始懂得有效使用冥想或正念法，順利控制精神和大腦，五十幾歲以後，才能在就寢前不靠酒精放鬆。

只要活用五十幾歲應有的能力，成功放鬆大腦，無論碰到再怎麼辛苦、悲傷或是龐大壓力，也能獲得高品質的睡眠。

就寢前，大腦一直在活動的三種原因

●忍不住妄想和焦慮

失眠者中，以這個類型最多。

這類人容易憂鬱，有八〇％人在五十歲後經歷中年危機（五十幾歲特有的現象，人生的僵局或對晚年的不安，會一口氣襲來），往往睡更差或睡不著。

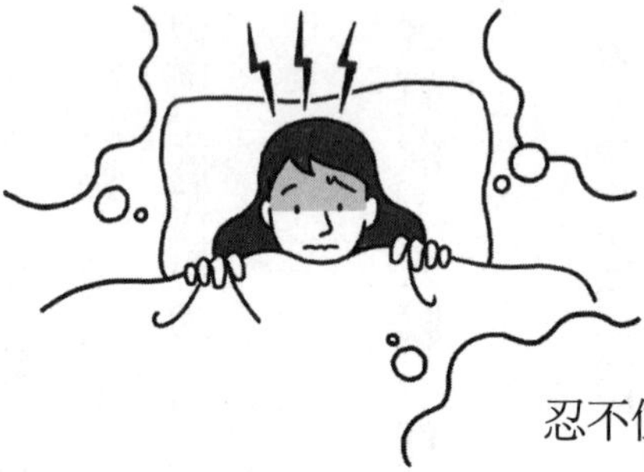

忍不住妄想和焦慮

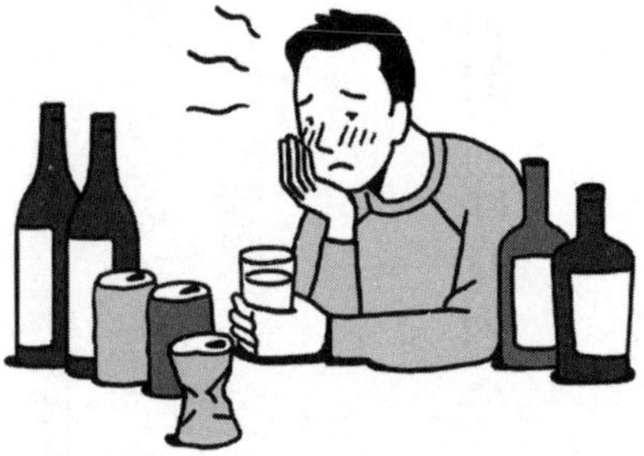

無法停止依賴行為

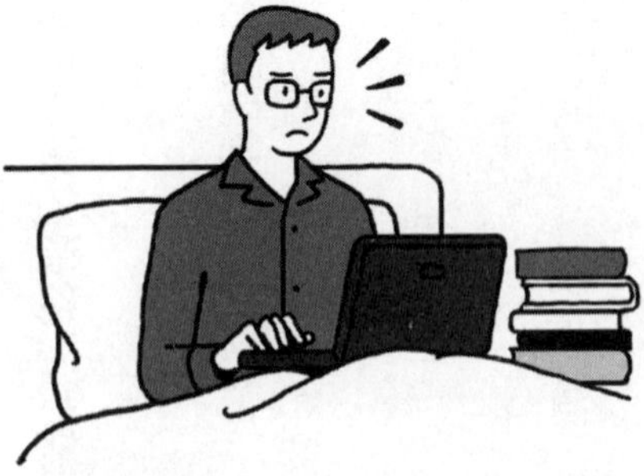

無法切換工作和K書模式

▲ 讓大腦一直工作的三種類型。

雖然他們迄今做過各式各樣的措施，卻始終睡不好。

我建議先藉由簡易方法感受效果，同時以任何一種正規方法當作最終解決之道。

●停不下依賴行為

這一型是每到夜晚就戒不掉飲酒、暴食、電玩、上網及其他行為，而無法入眠。這是因為大腦的犒賞系統（按：一組神經結構，旨在維護動機顯著性〔也就是動機、需求、喜好等〕、正面情感〔尤其是以愉悅感為核心的情感〕等。犒賞通常是極具誘惑的刺激，能引導出滿足欲望的行為）不斷強化，所以人們無法抑制自己的行為。

假如大腦狀態嚴重到出現物理上的變化，就需要治療，但若還不到在工作或日常生活中出現障礙的程度，可以設法改善，以便控制行為。

●無法切換工作和K書模式

以前這一型的人很少，卻現在越來越多人遠距工作或居家上班，所以這種類型數量激增。

實際上，遠端工作者中，除了因有家人在，不得不切換大腦狀態的人之外，其他人高機率無法順利關閉工作狀態，造成大腦沒辦法放鬆。

結果就是，睡眠品質下降、難以入睡。

讀者可參考下頁圖，確認自己屬於哪種類型。

你屬於哪一型？

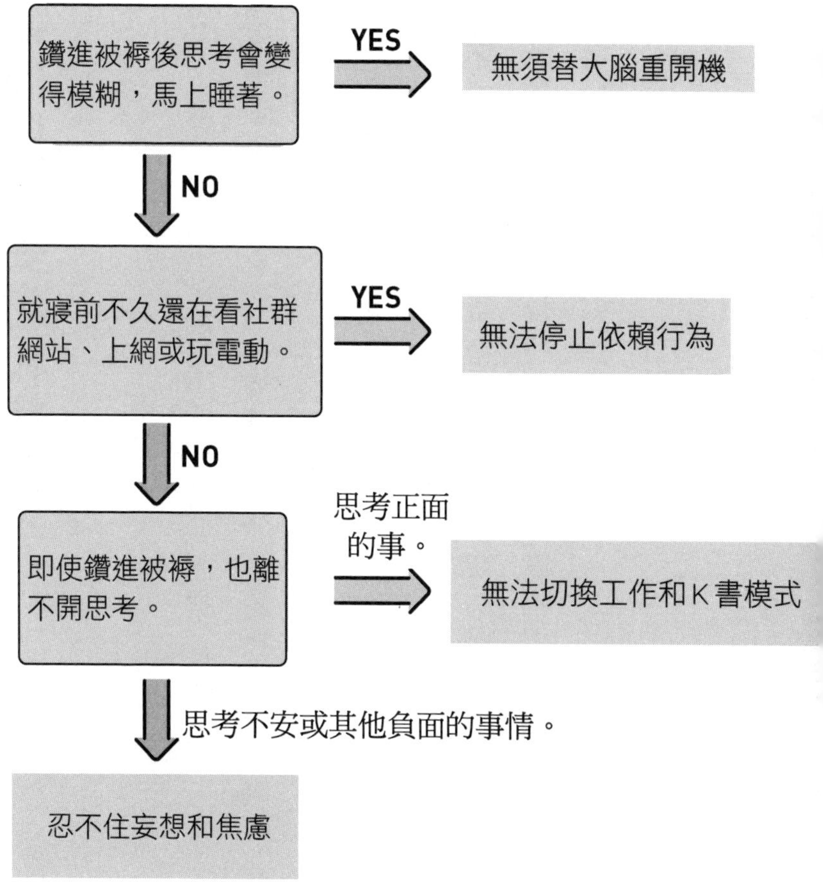
鑽進被褥後思考會變得模糊，馬上睡著。
YES
無須替大腦重開機
NO
就寢前不久還在看社群網站、上網或玩電動。
YES
無法停止依賴行為
NO
即使鑽進被褥，也離不開思考。
思考正面的事。
無法切換工作和K書模式
思考不安或其他負面的事情。
忍不住妄想和焦慮

2 如何停止妄想和焦慮？

失眠者中，最多人因躺上床後忍不住一直思考而睡不著。

這種思考慣性，取決於有無「不安基因」或父母遺傳等先天要素。一般認為這種基因常見於日本人。

這類人無法憑著意志力停止妄想或焦慮。

若想解決這個問題，基本措施是傾吐想法和轉移注意力。

最終目標是客觀審視陷入妄想和焦慮的自己，藉此冷靜下來。

我們無法馬上學會高難度技巧，所以要先從看起來做得到的事情開始調整，這樣就能確實輕鬆擺脫妄想和焦慮。

不再妄想和焦慮，簡易方法1

三行日記

簡易方法中，最有效果且持久率最高的措施是三行日記（按：做法是每天針對三個主題各寫一句話）。

寫在日記本或其他紙本上，能有效暫時停止胡思亂想。以三行日記書寫的主題來說，在睡眠輔導現場，改善成效最高的就是寫感謝日記（按：寫下一天中三至五件需要感謝的事）。

一般來說，人會焦慮，主要原因是孤獨或對前途感到茫然，但寫下感謝後，就可以察覺「我不是一個人」和「多虧各式各樣的人，我現在還活著」。

因為只有寫三行，所以即使疲憊也寫得出來，若完成後仍有些焦慮，就複習迄今撰寫的感謝日記，這樣就會想到「原來自己受到這麼多的人事物支持」，大幅消除焦慮。

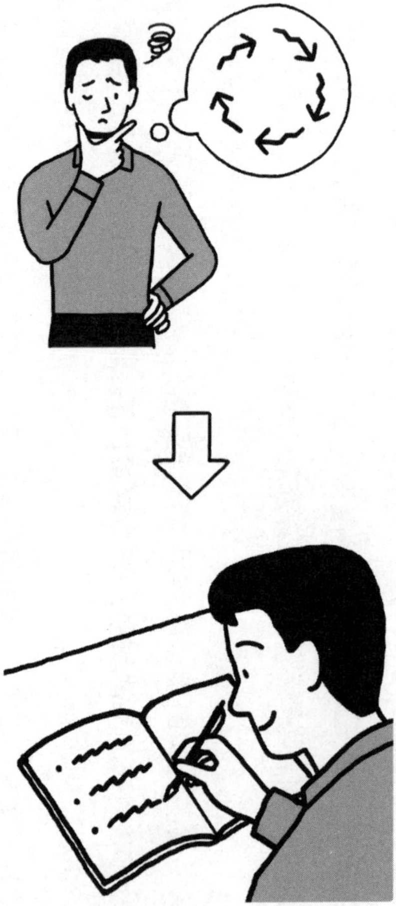

▲ 睡前寫三行感恩日記，一覺好眠。

不再妄想和焦慮，簡易方法2

舒緩觸摸

舒緩觸摸（soothing touch）很適合就寢前無法停止憂慮的人。順帶一提，最多人活用這個方法，且明顯感覺到成效。

如下頁圖所示，這是用手掌撫慰自己的技巧。對陷入輕度焦慮或妄想迴圈的人也很有效。比下一篇要介紹的輕叩，還能減少焦慮。

但缺點是有些人會過度依賴舒緩觸摸。

特別是有嚴重煩惱時，進行舒緩觸摸可能會導致淚水止不住。對於某些人來說，可能因此無法擺脫不安，因此要多注意。

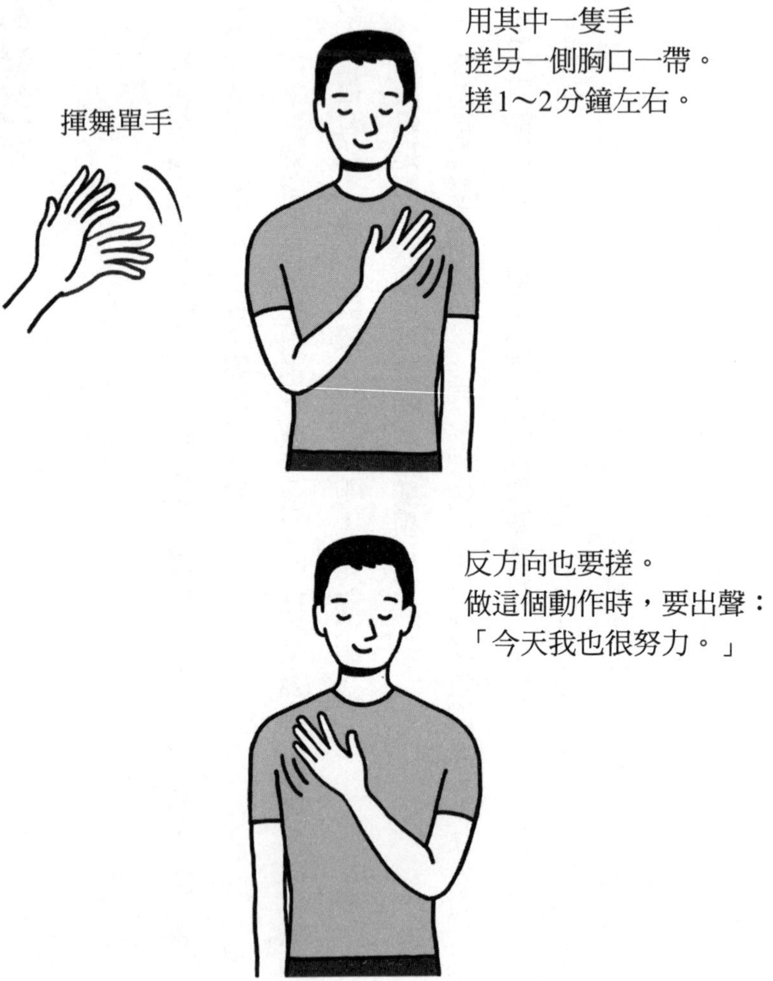
用其中一隻手
搓另一側胸口一帶。
搓1～2分鐘左右。
揮舞單手
反方向也要搓。
做這個動作時，要出聲：
「今天我也很努力。」

▲摸摸自己，並說：「我今天很努力。」大腦不再不安。

不再妄想和焦慮，簡易方法3

輕叩能平復心情的部位

這是我在聽正念課程時學到的技巧，做法是用指尖敲打手部、手臂或身體，再將注意力移到身體上，使其放鬆。

讓承受精神失調，睡覺時反覆焦慮的人實際試過後，可發現以消除焦慮的方法來說，這招也很有效。

輔導現場中，有輕度妄想或不斷感到焦慮的人，能持續使用這個方法，且不少人因此放鬆身心。

祕訣是找出「只要碰觸這裡，自己便容易平復心情」的部位並輕敲幾下（見下頁圖）。舉例來說，我在察覺到自己陷入焦慮時，會輕叩眉毛和鎖骨，藉此暫時擺脫負面想法。

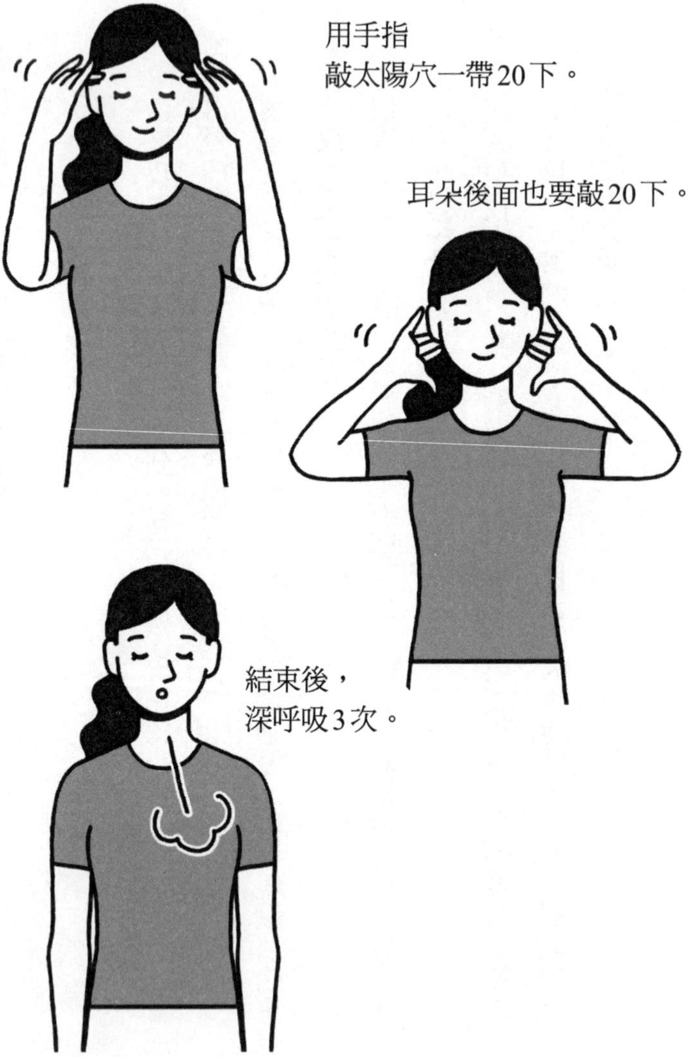
用手指
敲太陽穴一帶20下。
耳朵後面也要敲20下。
結束後，
深呼吸3次。

▲ 找出讓你平復心情的部位，然後輕敲，能遠離負面想法。

3 容易焦慮的你可以這麼做

簡易方法最大的目的，是以輕鬆的方式，如輕觸身體或寫日記等，持續做下去。接下來，我要介紹的正規方法則是根本解決方法。

我基本上會嘗試自己解決問題，不過想法是最難改變的領域，借助外力也是不得已。但這麼做也存在風險，要是走錯一步，就會被洗腦、問題變得更嚴重等。

這裡最重要的是，找到值得信來的人或組織支持。如果藉此機會掌握了有用的方法，就可以和焦慮或妄想和平共處，即使碰到讓人產生高度壓力的事，也能快眠、舒眠。

不再妄想和焦慮，正規方法1

正念減壓

正念課程的種類五花八門，其中，「正念減壓」（Mindfulness-Based Stress Reduction，簡稱ＭＢＳＲ）是為期八週的正規課程，專門探討人察覺到自己陷入焦慮或妄想後，要怎麼脫離這個迴圈。

我至今聽過許多消除焦慮或冥想的課程，但都沒辦法確實脫離焦慮思維。然而，參加正念減壓課程四週後，就能以明確、客觀的角度審視自己，八週後許多參加者的焦慮明顯減少，降低壓力。

只要每天做幾十分鐘，就能放下妄想和焦慮。

作者參考的網站：
現代正念中心

不再妄想和焦慮，正規方法2

機器人治療

或許有人是第一次聽到機器人治療一詞。

就和摸狗能獲得療癒一樣，這是藉由觸摸機器人來消除焦慮的方法。

雖然許多人能透過寵物（動物）消除焦慮，但這個方法有幾個缺點：照顧寵物很辛苦，不只行動容易受限，像是很難安排長途旅行，而且寵物過世後，罹患喪失寵物症候群（按：因寵物離世而憂鬱、悲傷、產生被遺棄的不安、空虛感，隨時可能掉淚、失眠或嗜睡）的風險也很高。

我不建議精神容易不穩定的人飼養寵物，但不妨從機器人身上獲得療癒。最新的機器人非常優秀，雖然稱不上真正的寵物，但足以消除焦慮或壓力。

實際上，最近許多無法飼養寵物的焦慮症患者或設施，都開始利用機器人進行治療，即使在輔導現場，也有越來越多人透過機器人獲得療癒。

不再妄想和焦慮，正規方法3

寫日誌

我在前作《快眠地圖》中，提過睡前寫日誌是脫離焦慮循環的代表性技巧。雖然日誌的寫法五花八門，但基本上動作都一樣，只需要一心一意的寫下腦中思緒即可。

這個方法雖然單純但極具成效，我輔導現場聽到許多人表示：「無論怎樣都睡不著時，我就會寫日誌。」

許多五十歲的人習慣接觸紙張，他們會使用紙本筆記本或便條。所以日誌的實踐門檻很低、持久率高。

我推薦荻野淳也和木蔵Shafe君子合著的《一筆一劃，減壓正念筆記》，當作寫日誌的參考讀物。

4 停止依賴行為

現在由於工作模式變得比過去有彈性（如能遠端上班等），以至於能自律和不懂得自我管理的人之間，出現龐大的差異。

另外，因網路演算法進步，讓網頁上出現得資訊，比以前還要能勾起使用者的興趣，即使是意志力相當堅強的人，也無法停用網路或社群網站。

尤其到了睡前意志力低落的時段，很多人都會想：「再做一下就好。」無法確實停止正在做的事。

要有效解決大腦失控的問題，就要以有根據的做法為基礎，當成因應。接下來，我會分享幾個有效的方法。

停止依賴，簡易方法1

認知行為療法App

簡易方法中，我首推認知行為療法App。

雖然從以前就有改善睡眠的認知行為療法類App，卻因為不易使用，所以使用者難以持之以恆，或是很難提出功效。不過，現在的App容易操作，也讓人能繼續使用，我和許多使用者都藉由App減少依賴行為，實際感覺到效果。

認知行為療法類App中，「Awarefy」和「心情日記——認知行為療法」的效果，更是受到不少人的肯定和推薦。

Awarefy

心情日記——
認知行為療法

停止依賴，簡易方法2

四七八呼吸法

有個能克服依賴症的基本呼吸法，叫四七八呼吸法。不但有效，而且持久率很高。

這是由美國亞歷桑納大學附設整合醫學中心的創辦人安德魯·威爾（Andrew Weil）提倡的呼吸法，能有效消除焦慮、解除緊繃狀態。

即使有依賴症行為，很少人能一直做某事，總會有停下來休息的時候，只要在這時施行四七八呼吸法，就會產生「就這樣停下來也好」的心情。

總而言之，這可以讓大腦杏仁核不再失控（按：當我們感到壓力時，就會刺激杏仁核。基於生存本能，杏仁核反應速度永遠比額葉快速，若壓力或危機感強烈，人就無法理性做判斷）。

假如是輕微的依賴症，休息時透過該呼吸法，便能停止大半依賴行為。要是覺得呼吸難受，效果就會減弱，習慣之前，吐氣八秒改成吐氣四秒（四七四呼吸法），也足以發揮功效。

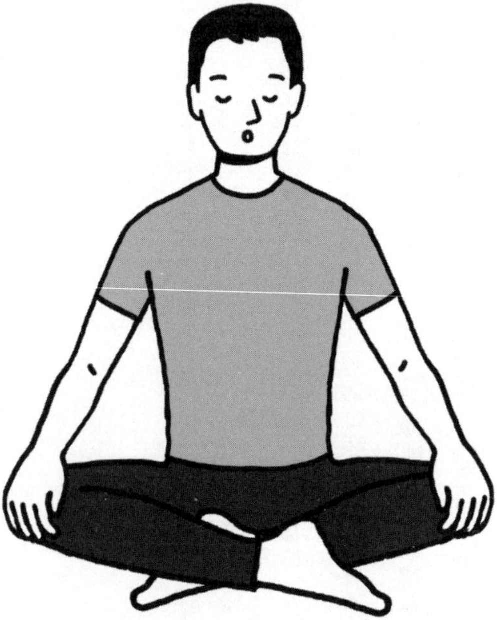
剛開始先吐氣，然後用鼻子吸氣4秒，
憋氣7秒，再吐氣8秒。
上述過程為1輪，要做3輪。

▲ 做事的空擋，吸氣4秒，然後憋氣再吐出，能停止依賴行為。

停止依賴，簡易方法3

設定結束時間

設定結束時間是非常簡單的方法，且對有輕度依賴症的人而言相當有效。簡單來說，就是創造一個契機，讓自己停下來。

例如，某事只打算做三十分鐘，可以用鬧鐘或手機等來設定時間，提醒自己「再三十分鐘就結束」，若是使用手機、平板或電腦做事時，能同時設定螢幕會稍微變暗，效果倍增。

有些手機或電腦的機型，不只能提醒使用者，還具備「時間一到，就強制停用」的功能，雙管齊下會更有效。

5 不再忍不住做某事

前面介紹的簡易方法，對依賴度沒那麼高、只是「忍不住會做」、「不知不覺就停不下來」的人相當有效。

然而，若是有長年依賴酒精或網路之類的習慣，簡易方法要不是沒有效，就是有效不大。

針對這類人，接下來我要介紹幾個正規做法，能幫助他們確實減少嚴重的依賴行為。

停止依賴，正規方法1

克服依賴症的正念療法

前文談到正念減壓能緩和焦慮，但若要克服依賴症，我建議實踐為期八週的「正念復發預防」（Mindfulness-based Relapse Prevention，簡稱ＭＢＲＰ）的課程，會更有效。

我曾藉由這套課程成功戒掉酒精，至今不再喝酒。雖然八週的課程內容相當難，卻讓我知道自己為什麼想喝酒、什麼因素會讓我產生喝酒衝動，相當有意思。

我在正念心理臨床中心這個地方聽過課，輔導資源也非常豐厚，淺顯易懂，讓學員不受挫就成功戒掉壞習慣。

停止依賴，正規方法2

參加依賴症社群

依賴症也一樣，一旦演變成重度，要靠自己控制、解決症狀，可說難上加難。假如跟家人或能支持自己的人同住或住在附近，還可設法藉由環境來控制，但若獨自生活就很擺脫依賴症。

我建議重度依賴症患者加入相關社群。雖然我已擺脫依賴症，但仍會參加避免依賴症復發的社團，除了幫助有這種困擾的人，同時避免自己重蹈覆轍。

酒精也好，社群網站也好，為了解決依賴症的社群有好幾個。其中最有名的是戒酒無名會（Alcoholics Anonymous，簡稱ＡＡ），入會和會費都不用錢。

臺灣的戒酒
無名會網站

停止依賴，正規方法3

徹底做好環境措施

在簡易方法中，若想停止依賴行為，會透過手機、智慧型手錶或電腦等工具，創造讓人製造停下動作的契機，但這招對依賴度高的行為效果不大。

若是這樣的話，不妨徹底調整環境，這可說是解決依賴症的基本措施。比如對酒精上癮，就不要在家裡放任何含有酒精的飲品，只在需要飲用時，買要喝的分量。另外，告訴周圍的人：「我在晚上十點後不喝酒。」讓他們隨時提醒跟阻止自己。假如有小孩，對他們說出不喝酒宣言，也很有用。

此外，提醒次數可以設定多一點。並在看得到的地方，標記成功停止依賴行為的日子，透過實際看見成效，避免自己重蹈覆轍。

6 當腦袋只剩工作時

這個問題和依賴症類似，現在人相當容易陷入這種困境，是睡眠障礙的一大要因。

輔導改善睡眠的法人機構最常聽到遠距上班和在家工作的人說：「無法從工作模式切換成休息狀態，所以難以入眠。」尤其是獨自生活的人，更表示即便身在家，仍覺得自己像在職場中渡過。

絕大多數的家庭通常沒有工作專用的房間或空間，以至於容易混淆私生活和工作。

要是沒有學會如何關閉工作模式，無論過了多久，大腦都會在勞動，得不到優質的睡眠。

跳脫工作、K書模式，簡易方法1

切換照明

簡易方法中，第一個要推薦是切換照明。說得更具體一點，就是從白色系照明切換成暖色系。光是這樣就可以確實關閉工作和K書模式。

人類會因為映入眼簾的資訊，大幅改變自身狀態。白天使用最大光量的白色系照明，工作完成後切換成暖色系（黃色或橙色），稍微降低亮度，就可以使大腦確實轉換成休息模式。

現在的天花板照明款式可自由變化光線顏色、亮度，知名製造商的照明產品價格也不到一萬日圓，平價品牌則用五千日圓就能買到。假如想購買能用計時器事先設定二十四小時光線亮度或顏色的燈種，只要花一萬日圓即可購得。

跳脫工作、K書模式，簡易方法2

藏匿工作工具

若希望能用更輕鬆且單純的方法來關閉工作和K書模式，可以試試「藏匿工作」。

說得更清楚一點，就是如果有工作專用的房間，就走出這個房間，之後就刻意忽略它，眼不見為淨，如此便能充分讓大腦轉換成休息模式。

假設沒有工作房，那就拿東西遮住或收拾工作和K書的工具，避免有關的事物出現在眼前，這麼做也可望達到同樣的效果。

跳脫工作、K書模式，簡易方法3

在家步行冥想

遠距工作無法關閉工作模式的最大原因，在於沒有通勤。

雖然不必煩惱怎麼搭車或怎麼避開人潮是一大優點，不過人類無法瞬間轉換工作或休息模式，而通勤剛好適合作為緩衝。

與通勤發揮相同作用的是「步行冥想」（見下頁圖）。顧名思義，就是在走路中冥想。

這遠比一般坐著冥想還簡單，就算之前沒做過冥想的人也可以做得很好，且容易養成習慣。做法很簡單，只須在走路時留意腳掌。

雖說最好在外面的自然環境中施行，不過在房間裡或走廊實踐，也能逐漸進入關閉模式。要是在步行時沒有留意腳掌，就不是步行冥想，無法脫離工作狀態。

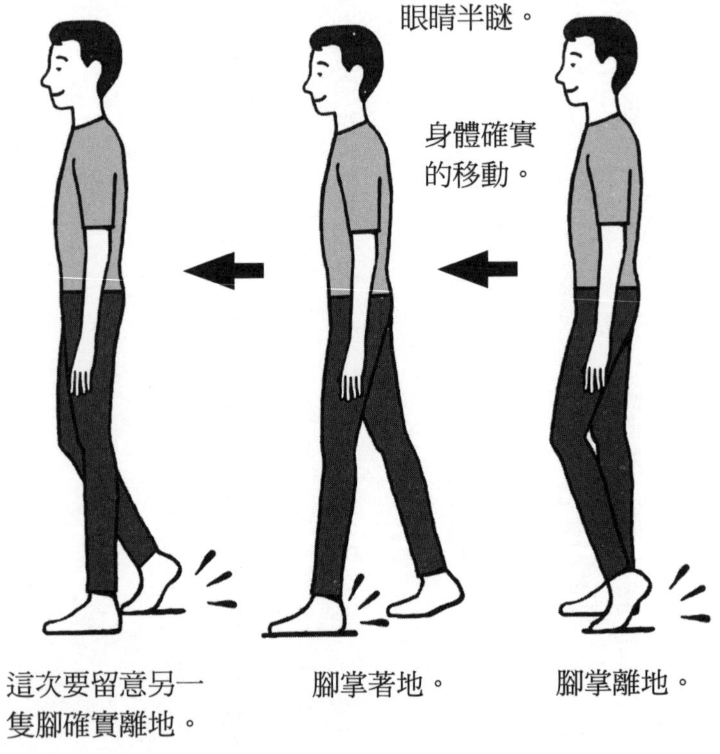
眼睛半瞇。
身體確實
的移動。
這次要留意另一
隻腳確實離地。
腳掌著地。
腳掌離地。

▲ 步行冥想的重點，是把注意力放在腳掌上。

7 隨時能切換工作／休息模式

前面提到的技巧，主要是藉由調整環境來關閉工作模式，不過對於工作狂或通勤時也在工作的人來說，無法單憑這招讓自己切換狀態。

針對這類人，可以實踐我接下來介紹的正規做法。我輔導許多五十幾歲的工作人士改善睡眠，他們常說透過這些方法暫時脫離工作模式後，反而想出不錯的商業點子。

實踐其中一種就能感受到功效，實踐一種以上後，即可充分脫離工作模式，請一定要試試看。

跳脫工作、K書模式，正規方法1

冷卻頭部

這個方法很原始，但對於無法自行替大腦降溫的人來說非常有效。做法是透過外力，像是冰敷等方式來冷卻頭部，以「冷靜」一下來。

保冷劑或冰枕在百圓商店就能輕鬆取得。

不過有兩點必須留意。

一是只需要冷卻頭部耳朵上方的位置。要是冷卻頭部的下半部，大腦反而會更加活躍。

第二點，要注意的是用來冷卻的東西不要太硬。不論是保冷劑也好，還是冰過的毛巾，要是凍得硬邦邦就會弄疼自己，無法放鬆。

事先從冰箱中拿出來，稍微適度弄軟之後，就可以舒服安眠。

跳脫工作、K書模式，正規方法2

認知睡眠法

雖然極少人聽過這個方法，但其實很多人都自然而然的使用。當大腦處於活躍狀態時，會告訴身體「還不能睡」。而認知睡眠法，就是藉由沒有任何脈絡的詞彙或影片，讓大腦聯想到某些畫面，進入「睡覺也好」的模式。

就像是聽床邊故事入眠，因故事的內容與現實關係不大，既不會勾起一個人的興趣，也沒有結尾，所以容易入睡。我接觸過沒喝酒就睡不著的重度失眠者中，很多人指出，藉由這個方法，會出現戲劇性斑效果。認知睡眠法的語音或動畫教學，可以在YouTube、Spotify或是App等管道輕鬆找到（按：跟認知療法有關的臺灣App為「睡飽飽」，除了能評估睡眠狀態，也提供影音課程和助眠音檔，幫助人們改善睡眠）。

認知睡眠法

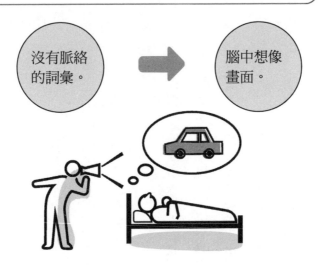

沒有脈絡的詞彙。 → 腦中想像畫面。

推薦App

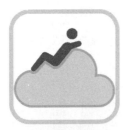

心靈洗牌

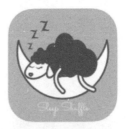

認知洗牌睡眠法

跳脫工作、K書模式，正規方法3

到戶外步行冥想

簡易方法是在家做步行冥想，正規方法則建議在戶外實行。因為是在外面，所以需要留意步行的場地。雖說最能脫離工作狀態的空間是自然環境，但並非每個人都方便前往這樣的地方，所以選擇不會被汽機車或腳踏車撞到的安全場所即可。

這個方法的前半段要把注意力放在腳掌。一邊留意腳掌，一邊走路五分鐘，接著改成一邊注意外在景色和聲音，一邊步行五分鐘。

單憑這樣，感受會完全不同，幾乎可以脫離工作模式。我在家工作時一定會外出做步行冥想，切換為關閉模式。

同樣是工作狂且在家工作，難以入眠的人，藉由戶外步行冥想，就可以確實減輕失眠。

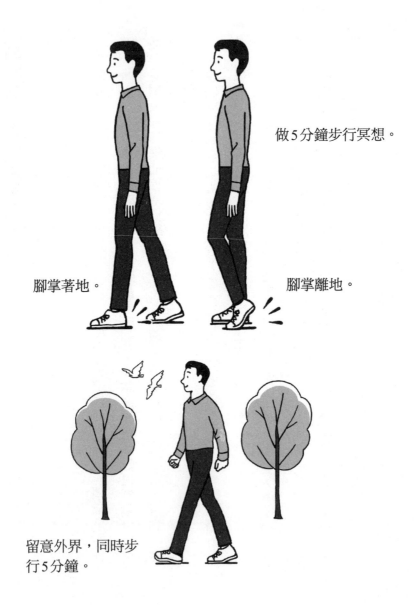

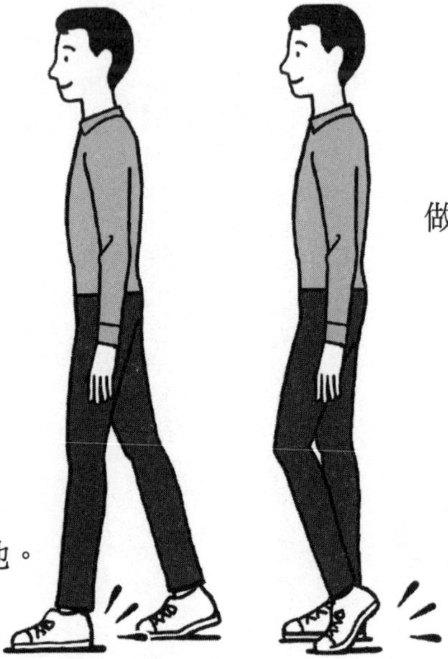
做5分鐘步行冥想。
腳掌著地。
腳掌離地。

留意外界，同時步
行5分鐘。

專欄

設定環境習慣術

最後要介紹的習慣術是設定環境習慣術，能讓意志力薄弱的人活用環境（包括人）的力量，成功養成習慣。

其實無論是好習慣或壞習慣，都是在不知不覺間建立的。其中一大原因是，「周圍的人就在做」、「觸目可及」的環境所致。

也就是說，只要刻意營造環境，就能順利養成（任何）習慣。

雖說準備工作很費事，可能不適合年輕人或不擅長準備的人。不過人在五十歲後，因累積各種失敗或經驗，而具備建立假設的技巧和充分準備的能力，所以很適合實踐這個方法。其步驟如下：

1. 營造容易行動的環境，如事先在日常動線中，準備醒目的提醒標誌。

2. 把設定環境當作預定行程，避免外界干擾。
3. 找到願意支持你養成習慣的人。
4. 找到可以報告進度的人（也可以發文到社群網站）。

這裡希望各位留意的第三、四步。當人不是為了自己，而是為了重視的人行動時，成功改變行為的機率會大幅提升。

順帶一提，雖然要在心理上維持適度的安全感，但記得第四步挑選的人，不能太過溫柔。用一句話形容，就是「溫柔卻不寬容的人」。

優秀的教練多半屬於這一型。

若找到這樣的人，後續設定環境時就不會太難，可以接連養成習慣。

後記
我靠快眠法則克服失眠

感謝各位讀者拿起本書。

書中所寫的並非紙上談兵，而是幫許多為睡眠所苦的五十歲世代成功解決困擾的方法，假如各位讀者能實踐，我會非常開心。

我寫本書的機緣是責編寺崎問我：「現在哪個年齡層最常為睡眠所苦？」

我說：「二十幾歲和五十幾歲，不過後者的情況尤其嚴重。」

他接著問：「既然如此，你要不要寫一本書，專門探討五十歲世代怎麼改善睡眠品質？」

一切是從這麼簡單的對話開始的。

五十歲後睡眠失調的主因是老化，而且這個年齡層會面臨中年危機，是人生中不安或煩惱最多的時期，而且在改善睡眠的輔導現場中，這些人的改善意願或改善率都很低。

我撰寫本書時是五十二歲，以前克服過的失眠竟在中年危機下復發。所以我乾脆一邊寫書，一邊對自己和同樣年齡層的受輔者做各種嘗試。

尤其是五十歲的心理問題或依賴症方面，更是承蒙正念心理臨床中心的所長小林亞希子和諸多人士的協助，我才知道怎麼做才能達到前所未有的成效。

到了睡眠失調的地步，就會產生不安、孤獨、依賴等，只要是人都要面對的問題。不過，要是馬上正視這個問題，絕大多數的人往往會受到挫折。所以，不妨從人人都辦得到的事情來改善。

另外，書中提到如何打造出最好的睡眠環境，及提升睡眠壓的方法，追求肉體層面的放鬆，會比精神層面更容易。當身體變輕盈後，精神自然不再那麼緊繃。

當然，重度睡眠障礙的人，單憑書籍能改善的也有限，所以我建議各位可以找相關團體或輔導資源協助。

五十歲世代正處於緊要關頭，內心抱持危機感，不曉得自己能否對社會有貢獻。不過，只要能獲得深層舒眠，至少不會成為社會負擔。

假如讀者能利用本書介紹的方法，來獲得充沛的精力，健康的謳歌人生後半場，我會感到非常榮幸。

國家圖書館出版品預行編目（CIP）資料

50 歲後的快眠法則：夜尿、淺眠、難入睡……放鬆有竅門、大腦重開機，累積睡眠壓，獲得好眠復原力 / 角谷 Ryo 著；李友君譯 .-- 初版 . -- 臺北市：大是文化有限公司，2024.12
224 面；14.8x21 公分 . --（EASY；130）
譯自：働く 50 代の快眠法則
ISBN 978-626-7539-58-3（平裝）

1. CST：睡眠　2. CST：健康法　3. CST：老年

411.77　　113015231

EASY 130

50 歲後的快眠法則

夜尿、淺眠、難入睡……放鬆有竅門、大腦重開機，累積睡眠壓，獲得好眠復原力

作　　者／角谷 Ryo
譯　　者／李友君
責任編輯／陳竑悳
校對編輯／黃凱琪
副總編輯／顏惠君
總 編 輯／吳依瑋
發 行 人／徐仲秋
會　　計｜主辦會計／許鳳雪、助理／李秀娟
版 權 部｜經理／郝麗珍、主任／劉宗德
行銷業務部｜業務經理／留婉茹、專員／馬絮盈、助理／連玉
行銷企劃／黃于晴、美術設計／林祐豐
行銷、業務與網路書店總監／林裕安
總 經 理／陳絜吾

出 版 者／大是文化有限公司
臺北市 100 衡陽路 7 號 8 樓
編輯部電話：（02）23757911
購書相關諮詢請洽：（02）23757911 分機 122
24 小時讀者服務傳真：（02）23756999
讀者服務 E-mail：dscsms28@gmail.com
郵政劃撥帳號：19983366　戶名：大是文化有限公司

香港發行／豐達出版發行有限公司
Rich Publishing & Distribution Ltd
香港柴灣永泰道 70 號柴灣工業城第 2 期 1805 室
Unit 1805, Ph.2, Chai Wan Ind City, 70 Wing Tai Rd, Chai Wan, Hong Kong
Tel：21726513　Fax：21724355　E-mail：cary@subseasy.com.h

封面設計、內頁排版／孫永芳
印刷／鴻霖印刷傳媒股份有限公司
出版日期／2024 年 12 月初版
定　　價／新臺幣 390 元（缺頁或裝訂錯誤的書，請寄回更換）
ISBN ／ 978-626-7539-58-3
電子書 ISBN ／ 9786267539552（PDF）
9786267539569（EPUB）